栄養が溶け込んだ
おいしいスープ

料理研究家・栄養士　阪下千恵

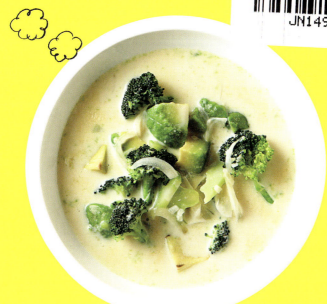

野菜が主役の「サッと煮スープ」に注目!

　野菜が足りないと感じたとき、何を食べますか？ サラダをたっぷり？ 炒めものにしてがっつり？ それもいいけれど、じつは栄養をとるのにいちばん効率がいいのはスープで食べることなんです。熱でかさが減るのでサラダより量が食べられ、水で流れてしまう栄養も残さずとれる。鍋ひとつでサッと煮るだけだから、忙しい日も、簡単に済ませたい日も大活躍なのです。

　この本では、とりたい野菜で選べるように、種類別にスープを紹介しています。ポタージュからみそ汁まで、メニューはさまざま。季節や体調、その日の献立に合わせたレシピで、野菜の栄養をムダなくいただきましょう！

この本のスープのメリット

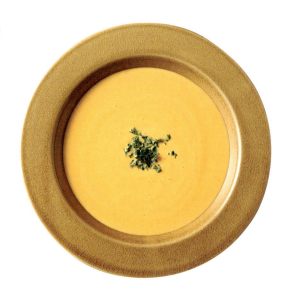

1. **溶け出た栄養を逃さず摂取できる**
2. **副菜代わりになって、献立作りがラクに**
3. サラダよりも**野菜がたくさんとれる**
4. 野菜の組み合わせで**栄養の相乗効果が得られる**
5. サッと煮るだけ。**短時間で簡単!**

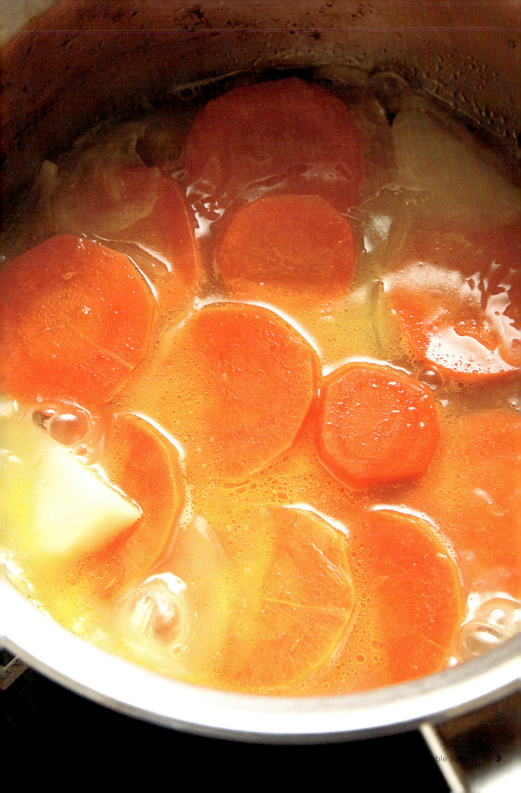

Contents

野菜が主役の「サッと煮スープ」に注目！……… 2

スープを作る前に知っておきたいこと❶
栄養のことをおさらいしましょう……… 8

スープを作る前に知っておきたいこと❷
栄養をキープする調理のポイント……… 10

スープを作る前に知っておきたいこと❸
サッと煮でおいしく仕上げるコツ……… 13

この本のスープについて……… 14

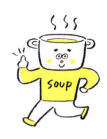

PART1
野菜のスープ
葉もの・実もの・根菜

ブロッコリー

ブロッコリーとアボカドのグリーンスープ……… 16

くずしブロッコリーと豆の和風スープ……… 18

キャベツ

キャベツと油揚げのしょうがスープ……… 20

キャベツとベーコンのクリームスープ……… 22

キャベツとあさりのガーリックスープ……… 24

ほうれん草

ほうれん草のポタージュ……… 26

ほうれん草と豚肉のポン酢スープ……… 28

小松菜

小松菜と桜えびの中華風豆乳スープ……… 30

かきと小松菜のチャウダー……… 32

春菊

春菊とキムチのスープ……… 34

春菊とまいたけのごまみそ汁……… 36

チンゲン菜

チンゲン菜とささみの
エスニックスープ............... 38

チンゲン菜とミニトマトの
卵スープ 39

白菜

白野菜の
やわらか煮スープ 40

鮭と白菜のかす汁................ 42

アスパラガス

アスパラの中華風スープ 44

アスパラとそら豆の
クリームスープ 45

カリフラワー

カリフラワーの
カレー風味スープ 46

カリフラワーと大豆の
クリームスープ 48

モロヘイヤ

和風ねばねばスープ 50

モロヘイヤと
くずし豆腐のスープ 52

セロリ

セロリとえびの
ナンプラースープ 54

セロリときゅうりの
冷や汁風 54

長ねぎ

ねぎ鶏ともち麦の
しょうがスープ 56

ねぎのミルクスープ 58

ねぎと油揚げのごまみそ汁.... 59

トマト

丸ごとトマトのコンソメスープ
.... 60

とろけるチーズトマトスープ
.... 62

トマトとなす、オクラのみそ汁
.... 64

さばとトマトの冷や汁........... 66

とうもろこし

コーンと枝豆の冷製スープ ... 68

コーンポタージュ 70

とうもろこしともずくの
和風スープ 71

Vegetable Soup

かぼちゃ

かぼちゃのポタージュ……… 72

かぼちゃとアーモンドのスープ
……………………………………… 74

パプリカ

ガスパチョ……………………… 76

ラタトゥイユ風スープ………… 77

玉ねぎ

丸ごと玉ねぎと
ベーコンのスープ……………… 78

オニオングラタンスープ
……………………………………… 80

にら玉みそ汁…………………… 81

にんじん

にんじんと大豆の
トマトヨーグルトスープ……… 82

ピーラーにんじんの
コンソメスープ………………… 84

にんじんのポタージュ………… 85

ごぼう

ごぼうとしめじの豚汁
……………………………………… 86

ごぼうとくるみの
和風ポタージュ………………… 88

じゃがいも

ビシソワーズ…………………… 90

じゃがいもとひき肉の
塩スープ………………………… 92

さつまいも

さつまいものしょうがみそ汁
……………………………………… 94

さつまいもの
甘酒ポタージュ風……………… 95

大根

大根ときのこのみぞれ汁……… 96

大根とわかめのごまスープ… 97

かぶ

かぶのマスタード
クリームスープ………………… 98

焼きかぶの和風スープ
……………………………………… 100

PART2
野菜のスープ
豆・きのこ他

豆

緑の豆スープ …………… 102

いんげん豆の
バジルクリームスープ …… 104

豆とひき肉の
チリトマトスープ ………… 106

グリーンポタージュ ………… 108

ひよこ豆の
カレー風味スープ ………… 108

とろろ昆布と大豆のご汁風
……………………………… 110

ミネストローネ …………… 111

きのこ

刻みきのことひき肉の
トマトスープ ……………… 112

マッシュルームの
クリームスープ …………… 114

きのことハムの
豆乳スープ ………………… 116

シーフードときのこの
ガーリックスープ ………… 117

アボカド

アボカドとじゃがいもの
クリームスープ …………… 118

アボカドトマトスープ
……………………………… 120

アボカドと
おぼろ豆腐のみそ汁 ……… 120

スプラウト

ブロッコリーとスプラウトの
ミルクスープ ……………… 122

海藻とスプラウトの
サッと煮スープ …………… 123

素材別インデックス ……… 124

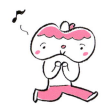

Vegetable Soup

スープを作る前に知っておきたいこと 1

栄養のことをおさらいしましょう

体に必要なのはこの5大栄養素！

ヒトの体はさまざまな栄養でつくられています。その基本になるのが、以下に挙げる5つの栄養素。働きや特徴を覚えておくと、不足している栄養素や食材がすぐわかるようになり、体調管理しやすくなりますよ。

たんぱく質

体をつくる材料になります

骨、筋肉、皮膚、髪など体の組織をつくる大切な栄養素。不足すると体力、筋力などが落ち、老化の原因になります。体内に入るとアミノ酸に変わりますが、体内で合成できないものは必須アミノ酸と呼ばれ、食事から補う必要があります。

炭水化物

体と脳の働きにかかわります

糖質と食物繊維に分かれ、糖質はおもにビタミンB_1を使って体や脳を動かすエネルギー源となります。ただし、現代人の食事は糖質過多になりやすく、注意が必要。食物繊維は腸のぜん動運動を高めたり、栄養素の吸収をゆるやかにする働きが。

ミネラル

食品からとる必要のある栄養素

ビタミンとともにたんぱく質、炭水化物、脂質を効果的に働かせたり、骨や歯などをつくるために必要。ナトリウム、カリウム、カルシウム、鉄、亜鉛などの種類があり、体内でつくることはできないため、食事からの摂取が基本です。

脂質

効率よくエネルギーを産み出す

糖質と並ぶエネルギー源のひとつ。とりすぎると肥満につながりますが、質のよい油を適量とることは健康長寿に欠かせません。またビタミンAやEなどの脂溶性ビタミンは油に溶ける性質があるので、吸収を高めるためにも積極的に活用して。

ビタミン

体の働きを正常に保つ潤滑油

体の機能を正しく働かせるために必要不可欠。とくに積極的にとりたいのは、抗酸化作用を持つビタミンA、C、E。ほか、ビタミンB群は代謝にかかわり、ビタミンDは骨の発育などに大切な役割を果たします。

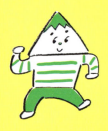

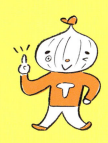

機能性成分「食物繊維」や「ファイトケミカル」にも注目!

最近注目を集めているのが、野菜に多く含まれる「食物繊維」や「ファイトケミカル」。第6、第7の栄養素といわれ、体の機能調節や生活習慣病の予防、老化防止などに期待されています。さまざまな種類を複合的にとることで効果もアップ。

ポリフェノール

植物性食品の色素、アク、苦みなど

抗酸化物質のひとつで、さつまいもやなすの皮の色素、大豆、玉ねぎなど5000種類以上もの植物に含まれています。体の酸化が原因で起こるさまざまな症状の予防に効果があるとされていますが、体内にとどめることができないのでこまめな摂取が理想です。

イソフラボン、アントシアニン、フラボノール、セサミンなど

カロテノイド

植物の赤、黄、オレンジの色素成分

にんじん、赤パプリカ、トマトなど緑黄色野菜のほか、鮭など赤系の色素に含まれている成分。有害な活性酸素から体を守ったり、粘膜を守るなどの働きがあります。さまざまな栄養素と複合的にとると効果的。

β-カロテン、リコピン、アスタキサンチン、ルテインなど

食物繊維

炭水化物に含まれる注目の成分

腸内環境を改善したり、コレステロールを減らす作用、粘膜の補修など、さまざまな効果が期待されている成分。大きく不溶性食物繊維、水溶性食物繊維に分けられますが、種類によって性質が異なるので、多種類の食物からバランスよくとることが大切です。

β-グルカン、ムチン、フコイダンなど

その他

スルフォラファンなどに注目

強い抗酸化力があり、特定の効果が期待できる成分も注目されています。たとえばブロッコリーやブロッコリースプラウトに含まれるスルフォラファンはがん予防に効果があるといわれ、マッシュルームに含まれるシャンピニオンエキスは腸内環境を整えて有害腐敗産物ができるのを抑制する働きがあります。

スルフォラファン、シャンピニオンエキス、大豆サポニンなど

スープを作る前に知っておきたいこと 2

栄養をキープする調理のポイント

Point.1 複数の素材を組み合わせて、相乗効果を狙う！

栄養成分は単体で働くものではなく、互いに協力し合いながら体内で働きます。スープにする場合も野菜1種類より、複数の食材を使うのがポイント。肉や豆を加えてたんぱく質を補ったり、油で炒めて栄養の吸収率をあげたり、食材同士を組み合わせることで効率よく摂取できます。

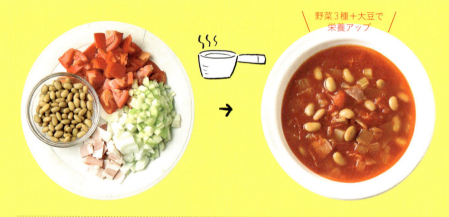

野菜3種＋大豆で栄養アップ

Point.2 油で炒めて脂溶性ビタミンの吸収率アップ！

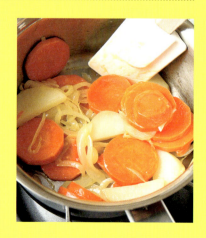

野菜の栄養は調理過程で減るため、できるだけ流出を抑え、効率よくとることが大切。脂溶性ビタミンのA、D、E、Kやトマトのリコピンは脂に溶けるので、バターやオリーブ油などといっしょに。ビタミンC、B群は水に溶ける性質があるので、スープにすればムダなく摂取できます。

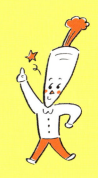
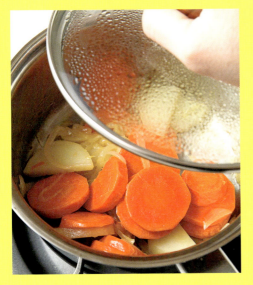

Point.3
ふたをして加熱時間を早める!

栄養量は基本的に生のものがいちばん多く、加熱によって変化します。とくにビタミンCは失われやすいので、火にかける時間はなるべく短く。調理の際はふたを積極的に活用しましょう。こまめにふたをすると蒸し炒めになって加熱時間が短くすみ、栄養が失われにくくなります。

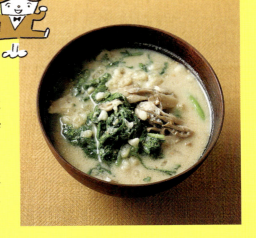

Point.4
加熱に弱いものは火を止める直前に入れる!

ビタミンCなど熱に弱い栄養素や、生のほうが栄養がとれるスプラウト、熱に弱い酵素を持つ大根おろしなどは、長く火にかけると栄養ロスにつながります。すぐ火が通る葉ものも、最後に入れて余熱で火を通すなど工夫しましょう。

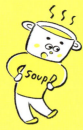

Point.5
栄養の高い葉っぱは ムダにせずに活用！

かたい軸、葉は捨ててしまいがちですが、そうした部分にも栄養は詰まっています。かぶの葉や白菜の軸、ブロッコリーの茎などはスープにするとやわらかくなって食べやすいので、捨てずに活用を。なすの皮もむかずに使えば抗酸化成分のポリフェノールがとれます。

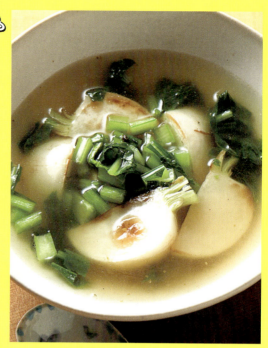

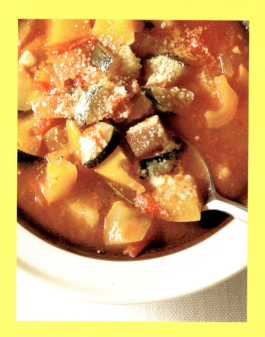

Point.6
新鮮な野菜を 使いましょう

野菜の栄養素は鮮度に比例し、収穫から時間がたつほど失われていきます。「野菜が余ったからスープにする」よりは、「買ったらすぐスープにする」が、栄養ロスが少ない使い方。調理後も、できるだけ早く食べたほうがおいしく、栄養価もキープできます。

スープを作る前に知っておきたいこと 3

サッと煮でおいしく仕上げるコツ

コツ1
うまみ食材を組み合わせて！

油揚げやベーコン、桜えび、ナッツなどの乾物や加工食品は、味に深みを出すのにぴったり。とれる栄養素が増えるだけでなく香ばしさやうまみが増すので、野菜中心のスープでもコクや風味が出てきます。

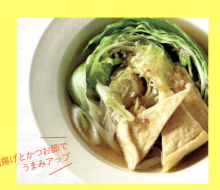

油揚げとかつお節でうまみアップ

コツ2
だしの出る野菜、香味野菜を活用する！

自然な甘みがある玉ねぎや長ねぎは、だしがわりに便利な野菜。うまみが増すだけでなく、オリゴ糖が多く含まれているので腸内環境の改善や便秘解消も期待できます。にんにく、しょうがなどの香味野菜もぜひ活用して！

コツ3
だしの素を味に合わせて使い分けましょう

スープの味や風味を決めるのは、スープの素。和風味なら顆粒和風だしの素、洋風ならコンソメスープ、中華やエスニックなら鶏ガラスープなど、市販のスープの素を使えば、少ない材料で簡単に味が決まります。

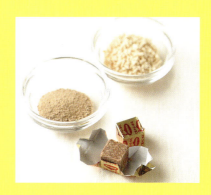

Vegetable Soup

この本のスープについて

この本のレシピの見方や、スープを作る際の注意点をまとめました。

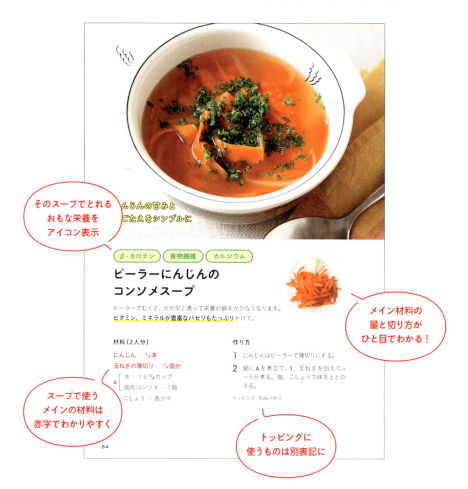

- そのスープでとれるおもな栄養をアイコン表示
- メイン材料の量と切り方がひと目でわかる！
- スープで使うメインの材料は赤字でわかりやすく
- トッピングに使うものは別表記に

【調理するときに注意したいこと】

- 材料や作り方に表示されている計量は以下のとおりです。
  大さじ1＝15mℓ　小さじ1＝5mℓ　1カップ＝200mℓ
- 電子レンジは600Wのものを使用しています。500Wのものを使用するときは、加熱時間を1.2倍にするなど、お手持ちの機器に合わせて適宜調整してください。
- 加熱直後にミキサーにかける場合は、やけどにご注意ください。ハンドブレンダーを使う場合も同様です。

野菜のスープ

PART1
葉もの・実もの・根菜

ビタミンたっぷりの緑黄色野菜も、栄養がギュッとつまっている根菜も、パワフルなスープにすれば体が元気に！野菜の力を余さず取り込みましょう。

ブロッコリー
Broccoli

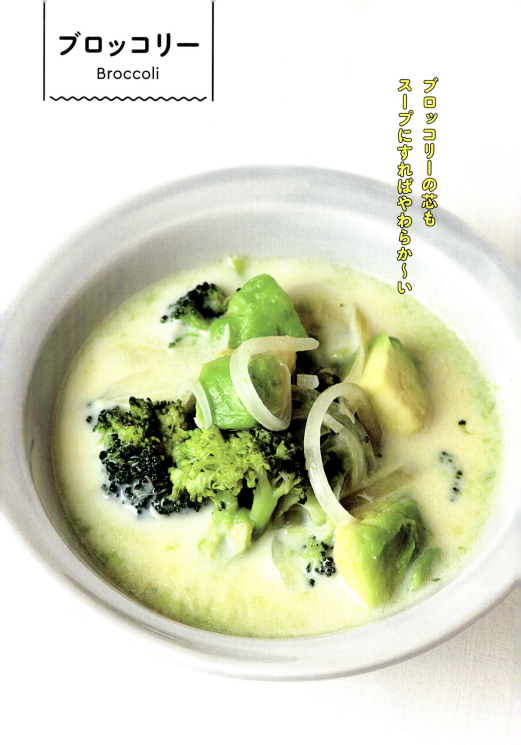

ブロッコリーの芯も
スープにすればやわらか〜い

（β-カロテン）（ビタミンE）（大豆イソフラボン）

ブロッコリーと
アボカドのグリーンスープ

野菜のなかでも、とりわけ栄養が豊富なブロッコリー。
良質な脂質を含むアボカド、大豆イソフラボンがとれる豆乳と
いっしょにとれば、**美肌や抗酸化作用も期待できます。**

材料（2人分）

ブロッコリー … 1/3個
アボカド … 1/2個
玉ねぎの薄切り … 1/4個分
にんにくのみじん切り … 1片分
A［ 水 … 1カップ
　　固形コンソメ … 1個 ］
無調整豆乳 … 1カップ
塩・こしょう … 各少々
オリーブ油 … 大さじ1/2

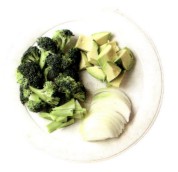

作り方

1　ブロッコリーは小さめの小房に分け、芯の部分は薄切りにする。アボカドは種を除いて2cm角に切る。

2　鍋にオリーブ油を弱めの中火で熱し、ブロッコリー、玉ねぎ、にんにくを2〜3分炒める。

3　Aを加えて火を強め、煮立ったらアボカド、豆乳を加えて温める。塩、こしょうで味をととのえる。

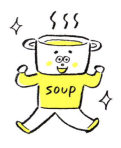

Vegetable Soup

ビタミンC　ビタミンB群　食物繊維

くずしブロッコリーと豆の和風スープ

食物繊維が不足していると感じたら、このスープを。
ブロッコリーにもミックスビーンズにもたっぷりと含まれ、
ビタミンB群やミネラルも豊富。シンプルでどんな食事にも合わせやすい味です。

材料（2人分）

- ブロッコリー … ½個
- ミックスビーンズ … 80g
- A [だし汁 … 2カップ / 酒 … 大さじ½]
- B [しょうゆ … 大さじ½ / わさび（好みで）… 少々]

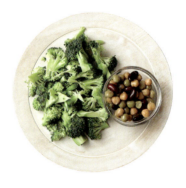

作り方

1. ブロッコリーは粗く刻む。
2. 鍋にAを煮立て、1、ミックスビーンズを加えて2〜3分煮る。Bを加えて味をととのえる。

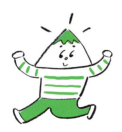

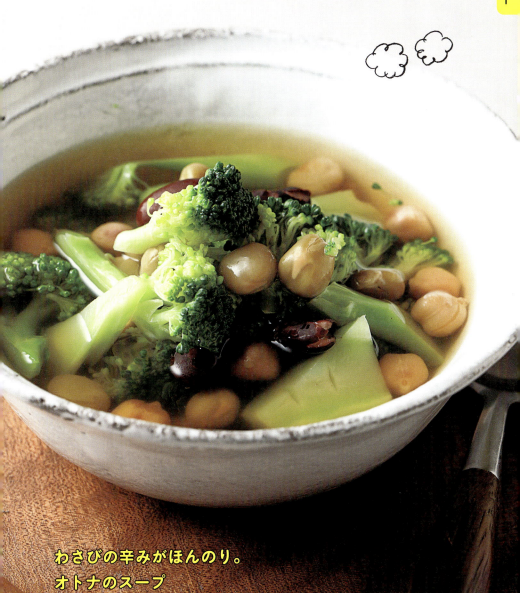

ブロッコリー

わさびの辛みがほんのり。
オトナのスープ

キャベツ
Cabbage

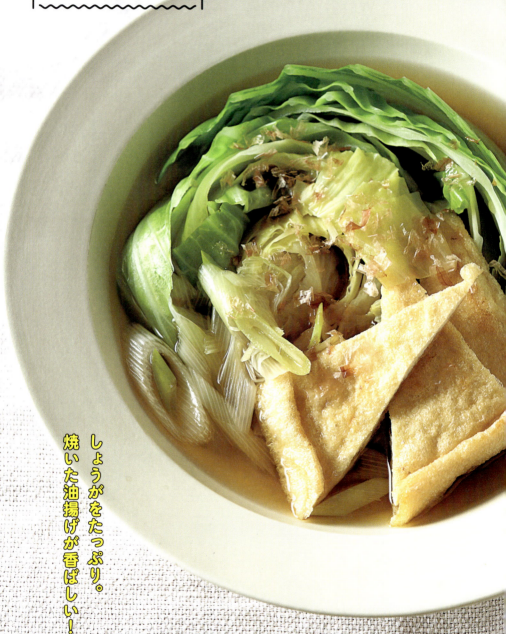

しょうがをたっぷり。
焼いた油揚げが香ばしい！

\[ビタミンU\] \[たんぱく質\] \[ショウガオール\]

キャベツと油揚げの
しょうがスープ

キャベツ特有の栄養成分、ビタミンU（キャベジン）は、**胃の粘膜を保護する**働きがあり、**胃が疲れたときにぴったり**。しょうがといっしょに煮込むと**体もポカポカに温まります**。

材料（2人分）

- キャベツ … ¼個
- 長ねぎ … ⅓本
- 油揚げ … 1枚
- A
  - だし汁 … 2と¼カップ
  - しょうがのせん切り … 1かけ分
- B
  - しょうゆ … 小さじ1
  - 塩 … 少々

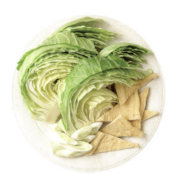

作り方

1. キャベツは4等分のくし形に切る。油揚げは油抜きして6等分の三角形に切る。長ねぎは斜め薄切りにする。
2. 鍋に油揚げを入れ、両面を軽く焼いていったん取り出す。続けてA、キャベツ、長ねぎを入れて中火にかけ、煮立ったら弱火にしてふたをし、10〜15分煮る。
3. Bで味をととのえて器に盛り、2の油揚げをのせる。

トッピング：かつお節

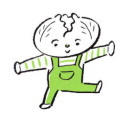

`ビタミンK` `脂質` `カルシウム` `たんぱく質`

キャベツとベーコンの
クリームスープ

捨ててしまいがちなキャベツの外葉は、せん切りにしてムダなく活用を。
キャベツのビタミンKと牛乳のカルシウムをいっしょにとることで、
カルシウムの骨への沈着効果が高まります。

材料（2人分）

- キャベツ … 1/6個
- ベーコン … 1枚
- 玉ねぎの薄切り … 1/4個分
- バター … 5g
- にんにくのみじん切り … 1片分
- A [水 … 1と1/2カップ / 固形コンソメ … 1個]
- B [生クリーム・牛乳 … 各1/4カップ]
- 塩・こしょう … 各少々

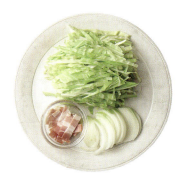

作り方

1. キャベツはせん切りにし、ベーコンは1cm幅に切る。
2. 鍋にバターを中火で溶かし、1、玉ねぎ、にんにくを2〜3分炒める。Aを加え、煮立ったら弱火にしてふたをし、5〜6分煮る。
3. Bを加えて中火で温め、火を止めて塩、こしょうで味をととのえる。

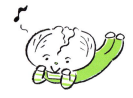

キャベツの外葉には
栄養がたっぷり！

キャベツ

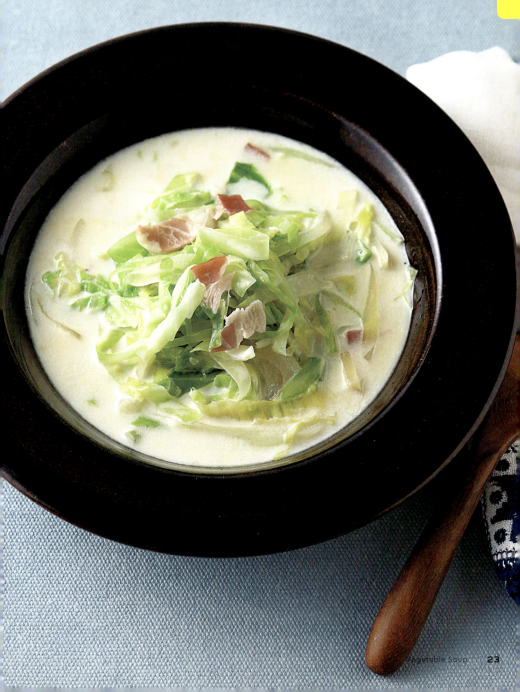

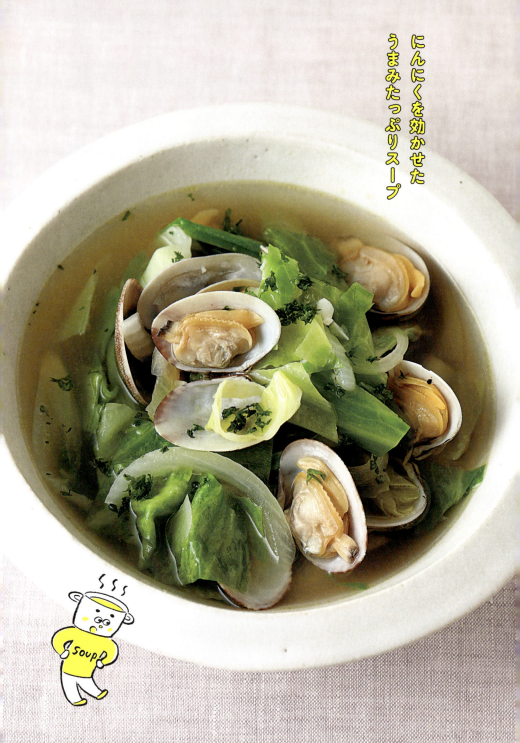

にんにくを効かせた
うまみたっぷりスープ

(ビタミンC)　(鉄)　(ビタミンB12)　(カルシウム)

キャベツとあさりの
ガーリックスープ

あさりにはビタミンB12と鉄が多く、**貧血予防に効果**が。
キャベツのビタミンCやカルシウムは外葉や芯に近い部分に多いので、
まんべんなく使って栄養をたっぷり取り込んで。

材料（2人分）

キャベツ … 1/6個
あさり … 200g
玉ねぎの薄切り … 1/4個分
にんにくのみじん切り … 2片分
白ワイン … 大さじ1と1/2
A ┌ 水 … 2と1/4カップ
　└ 固形コンソメ … 1個
塩・粗びき黒こしょう … 各少々
オリーブ油 … 大さじ1

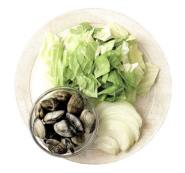

作り方

1　キャベツはざく切りにする。あさりは砂抜きして洗う。

2　鍋にオリーブ油、にんにくを弱火で熱し、香りが出てきたらあさり、白ワインを加え、中火にして1〜2分加熱する。

3　キャベツ、玉ねぎ、Aを加えて火を強め、煮立ったら弱火にしてふたをし、5〜8分煮る。塩、粗びき黒こしょうで味をととのえる。

トッピング：刻みパセリ

ほうれん草
Spinach

体も心も満ち足りる
リッチな味わい

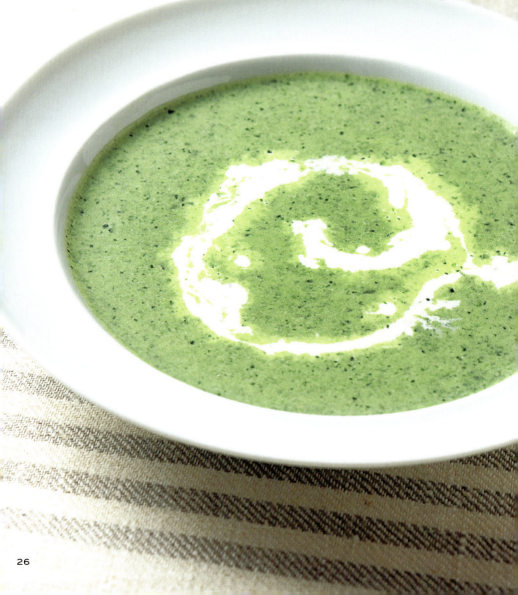

[β-カロテン] [脂質] [カルシウム] [たんぱく質]

ほうれん草のポタージュ

ほうれん草

β-カロテンなど緑黄色野菜の栄養が豊富なほうれん草。牛乳や生クリームでポタージュにすると、**たんぱく質やカルシウム、脂質もとれ**、栄養価の高いひと皿になります。

材料（2人分）

ほうれん草 … 1/2束
じゃがいもの薄切り … 1/3個分
玉ねぎの薄切り … 1/4個分
バター … 8g
A [水 … 2/3カップ
　　固形コンソメ … 1/2個]
B [生クリーム … 1/4カップ
　　牛乳 … 2/3カップ
　　塩 … 少々]

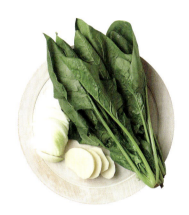

作り方

1. ほうれん草はサッとゆでて冷水に取り、水けを絞って3cm長さに切る。
2. 鍋にバターを弱火で溶かし、じゃがいも、玉ねぎを入れる。ふたをしてときどき混ぜながら、3〜5分蒸し炒めにし、Aを加えて火を強める。煮立ったら弱火にしてふたをし、じゃがいもがやわらかくなるまで6〜8分煮る。
3. 火を止める直前に1を加え、ミキサーで攪拌して鍋に戻す。Bを加えて弱火で温める（濃い場合は牛乳適量〈分量外〉で調整する）。

トッピング：生クリーム

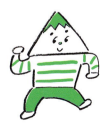

(β-カロテン) (ビタミンB₁) (ショウガオール) (鉄)

ほうれん草と豚肉のポン酢スープ

豚肉のビタミンB₁は水に溶ける性質なので、スープにすると栄養を逃さず、うまみが溶け込んでおいしさも増します。
ほうれん草の鉄も、たんぱく質といっしょにとると吸収率がアップ。

材料（2人分）

ほうれん草 … ½束
豚肩ロース薄切り肉 … 100g
A [だし汁 … 1と¾カップ
   酒 … 大さじ½]
B [しょうがのすりおろし … 小さじ1
   ポン酢しょうゆ … 大さじ½]

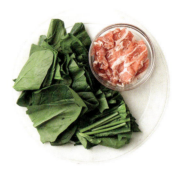

作り方

1. ほうれん草、豚肉はそれぞれ5cm長さに切る。
2. 鍋にAを煮立て、豚肉を加える。アクを取りながら1〜2分煮る。
3. 肉の色が変わったらほうれん草を加え、30秒ほど煮る。アクを取って火を止め、Bを加えて調味する。

トッピング：七味唐辛子

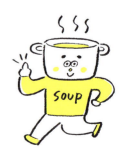

超簡単なのに いいことずくめのスープ

ほうれん草

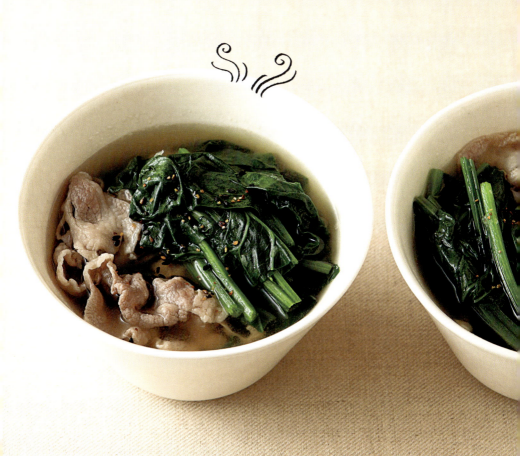

Vegetable Soup

小松菜
Komatsuna

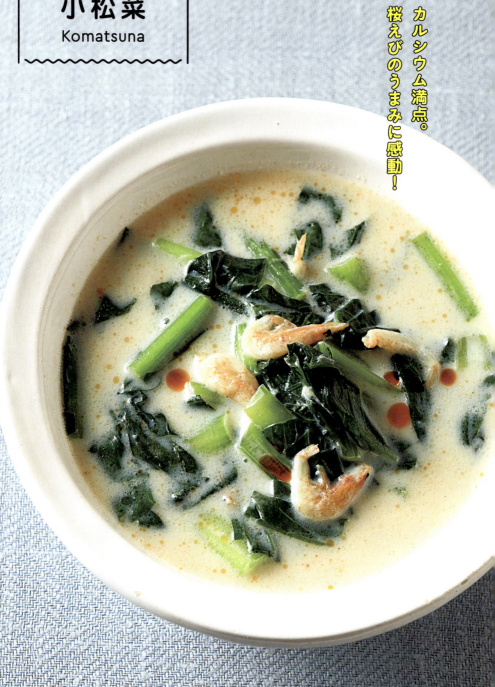

カルシウム満点。桜えびのうまみに感動！

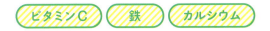

ビタミンC　鉄　カルシウム

小松菜と桜えびの
中華風豆乳スープ

小松菜は緑黄色野菜のなかでもとくに**カルシウムが豊富**で、含有量はほうれん草の約3倍。桜えび、豆乳にもカルシウムが含まれるので、**骨粗しょう症予防などにぜひ役立てたいスープ**です。

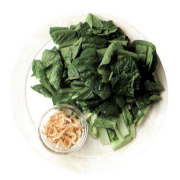

材料（2人分）

小松菜 … ½束
桜えび … 5g

A
- 水 … 1カップ
- 鶏ガラスープの素 … 小さじ1

B
- 無調整豆乳 … ¾カップ
- オイスターソース … 大さじ½
- ごま油 … 小さじ1
- 塩・こしょう … 各少々

作り方

1　小松菜はざく切りにする。

2　鍋にAを煮立て、1、桜えびを加える。再び煮立ったらBを加えて温める。

トッピング：ラー油

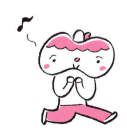

Vegetable Soup

カルシウム / タウリン / 鉄 / ビタミンC

かきと小松菜のチャウダー

海のミルクと呼ばれるかきは、小松菜と同じくカルシウム、鉄が豊富です。
小松菜には**抗酸化作用**のあるβ-カロテンのほか、
コラーゲンの生成を助け、美肌づくりに役立つビタミンCも含まれています。

材料（2人分）

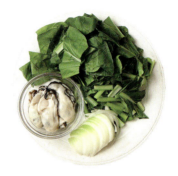

小松菜 … ½束
かき（加熱用）… 6個
玉ねぎの薄切り … ¼個分
塩・こしょう … 各少々
小麦粉 … 適量
バター … 8g
にんにくのみじん切り … 1片分
A 水 … 1カップ弱
　 白ワイン … 大さじ1と½
　 固形コンソメ … 1個
B 牛乳・生クリーム … 各½カップ

作り方

1 小松菜は4cm長さに切る。かきは塩水でふり洗いし、水けを拭いて塩、こしょう、小麦粉の順にふる。

2 鍋にバターを溶かし、玉ねぎ、にんにく、かきを1〜2分炒める。かきの表面に軽く焼き色がついたらAを加えて煮立てる。

3 小松菜を加え、再び煮立ったらBを加えて弱火で温める。塩で味をととのえる。

トッピング：粗びき黒こしょう

かきは軽く焼きつけて
うまみをしっかりとじ込めます

小松菜

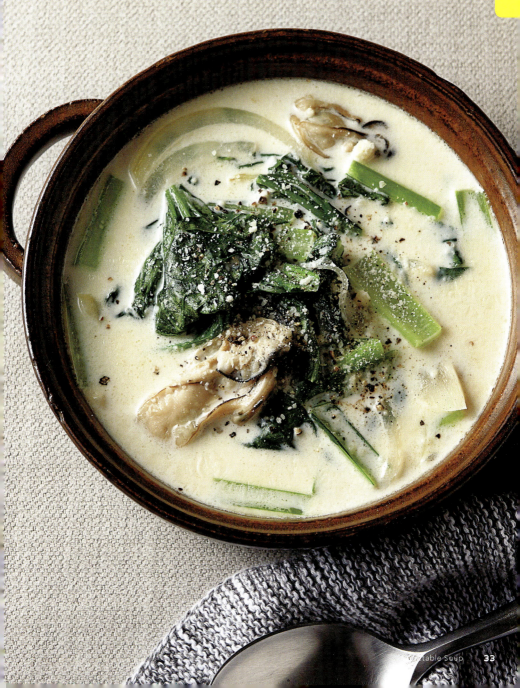

春菊
Shungiku

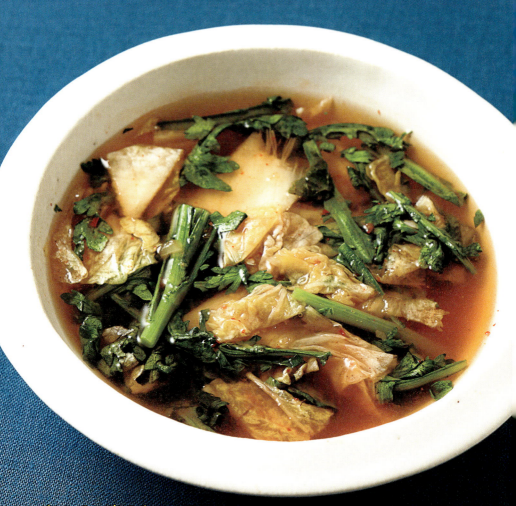

キムチの辛みと
春菊の香りがベストマッチ

（β-カロテン）（カルシウム）（カプサイシン）

春菊とキムチのスープ

春菊は**骨を丈夫にする**カルシウムのほか、β-カロテンが豊富。**脂肪燃焼効果が期待できる**赤唐辛子入りのキムチと合わせれば、**美肌や冷え症改善など、女性にうれしい効果**も！

材料（2人分）

春菊 … ½束
白菜キムチ … 120g
A ｜ 水 … 2カップ
　｜ 鶏ガラスープの素 … 小さじ1
　｜ 砂糖・ごま油 … 各小さじ½

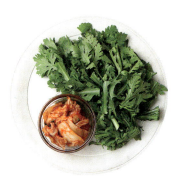

作り方

1. 春菊は4cm長さに切る。白菜キムチは食べやすく切る
2. 鍋にAを煮立て、1を加えてひと煮立ちさせる。

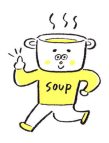

Vegetable Soup

- β-グルカン
- β-カロテン
- たんぱく質
- α-ピネン

春菊とまいたけのごまみそ汁

春菊の栄養や香りは熱に弱いため、最後にサッと火を通すのがコツ。
香り成分のα-ピネンは**副交感神経を優位にし、
リラックス効果や胃腸の機能を高める効果**があるといわれています。

材料（2人分）

- **春菊** … **½束**
- **まいたけ** … **80g**
- だし汁 … 1と¼カップ
- A
  - 無調整豆乳 … ½カップ
  - 白すりごま … 大さじ1と½
  - みそ … 大さじ1
  - しょうがのすりおろし … 小さじ1

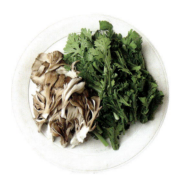

作り方

1. 春菊は5cm長さに切る。まいたけはほぐす。
2. 鍋にだし汁、まいたけを入れて煮立て、春菊を加える。
3. 再び煮立ったらAを加えて温める。

トッピング：揚げ玉

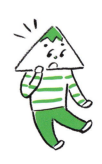

春菊としょうが、ごまの
香りがふわ〜り

春菊

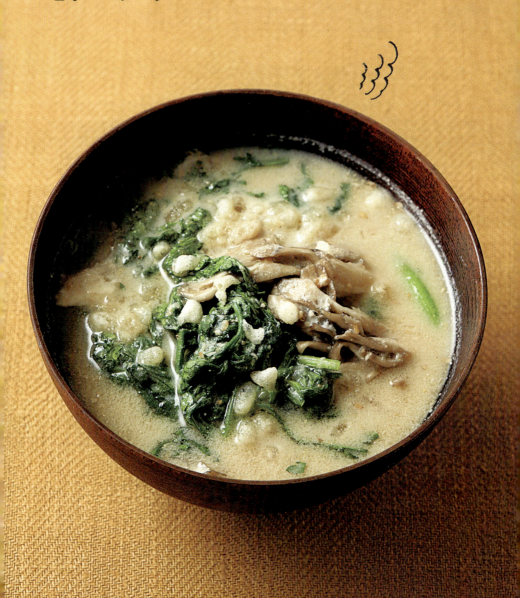

チンゲン菜
Bok choy

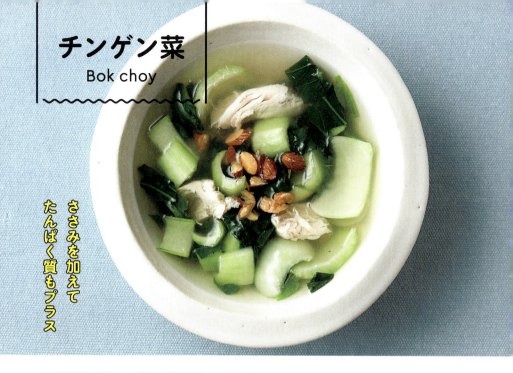

ささみを加えて
たんぱく質もプラス

`β-カロテン` `ビタミンC` `たんぱく質`

チンゲン菜とささみの
エスニックスープ

チンゲン菜はβ-カロテン、ビタミンCを含有。
ささみは脂質が少なく、良質なたんぱく質がとれます。

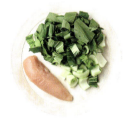

材料（2人分）

チンゲン菜 … 1株
鶏ささみ … 1本
にんにくの薄切り … 1片分
A［ 水 … 1と¾カップ
　 酒 … 大さじ1と½
　 ナンプラー … 大さじ½ ］

作り方

1 チンゲン菜は1cm幅に切る。
2 鍋にA、にんにく、ささみを入れて煮立て、4〜5分煮たらささみを取り出す。
3 ささみの筋を除いて粗くほぐし、鍋に戻し入れる。1を加え、1〜2分煮る。

トッピング：刻みアーモンド

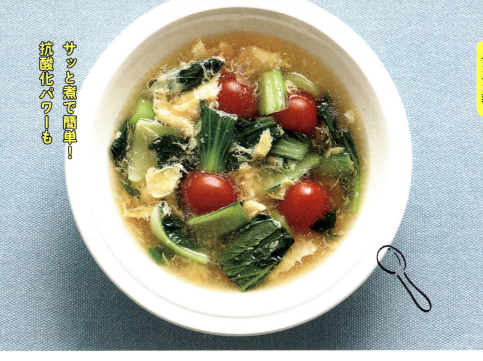

サッと煮で簡単！抗酸化パワーも

チンゲン菜

> β-カロテン　リコピン　たんぱく質

チンゲン菜と
ミニトマトの卵スープ

チンゲン菜のβ-カロテンが持つ**抗酸化力**を、トマトのリコピンでさらにパワーアップ。卵で**たんぱく質も摂取**できます。

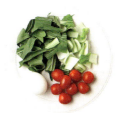

材料（2人分）

- チンゲン菜 … 1株
- ミニトマト … 8個
- 卵 … 1個
- A
  - 水 … 1と¾カップ
  - 鶏ガラスープの素 … 大さじ½
- B
  - しょうゆ … 小さじ1
  - ごま油 … 小さじ½
  - しょうがのすりおろし … 小さじ½
  - 片栗粉（少量の水で溶く）… 小さじ1

作り方

1. チンゲン菜は3cm長さに切り、根元の部分は食べやすい大きさに切る。
2. 鍋にAを煮立て、1、へたを取ったミニトマト、Bを加えて1〜2分煮る。
3. とろみがついたら溶きほぐした卵を回し入れ、ふたをして1〜2分煮る。卵に火が通ったらひと混ぜする。

Vegetable Soup

白菜
Chinese cabbage

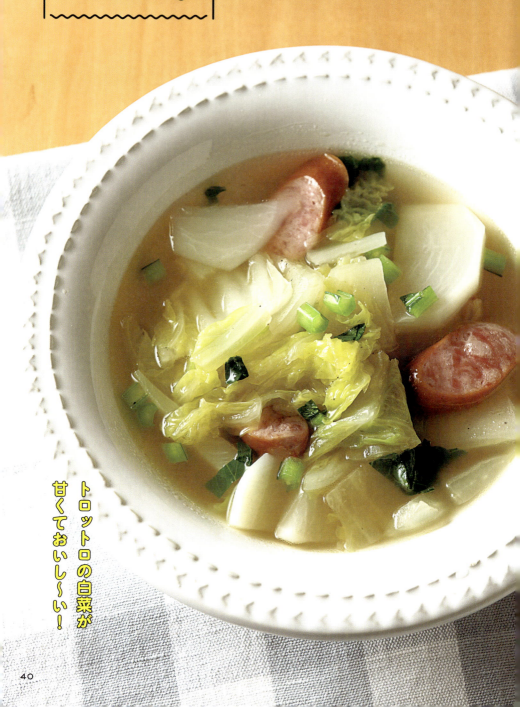

トロットロの白菜が甘くておいし〜い!

ビタミンC　GABA　β-カロテン

白野菜のやわらか煮スープ

白菜の葉は**ビタミンC**、軸の部分は**ミネラル**や
アミノ酸の一種のGABAなど、さまざまな栄養素がとれます。
かぶも葉の部分には**β-カロテン**があるので、薬味がわりに生かして。

材料（2人分）

白菜 … 1/8個
かぶ … 1個
ソーセージ … 2本
バター … 5g
A ┌ 水 … 2カップ
　└ 固形コンソメ … 1個
塩・こしょう … 各少々

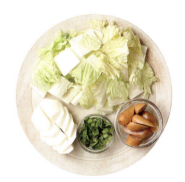

作り方

1　白菜は小さめのざく切りにする。かぶの葉は8mm長さに切り（1/4カップ分程度）、根は5mm厚さの半月切りにする。ソーセージは斜め薄切りにする。

2　鍋にバターを中火で溶かし、白菜、かぶの根、ソーセージを1〜2分炒める。Aを加え、煮立ったら弱火にしてふたをし、8〜10分煮る。

3　火を止める直前にかぶの葉を加え、塩、こしょうで味をととのえる。

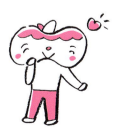

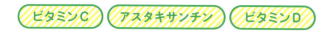

鮭と白菜のかす汁

ビタミンCは一度にたくさんとっても体から出てしまうので、みそ汁などでこまめにとると効果的。鮭は**抗酸化成分**のアスタキサンチン、**カルシウムの吸着を助ける**ビタミンDなど栄養が豊富です。

材料（2人分）

白菜 … 1/8個
生鮭 … 1切れ
厚揚げ … 80g
A［だし汁 … 1と3/4カップ
　　酒かす … 30g
しょうがのすりおろし … 小さじ1
みそ … 大さじ1

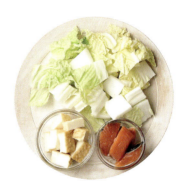

作り方

1. 白菜は小さめのざく切りにし、鮭は4～6等分に切る。厚揚げは1×2cm程度の大きさに切り、Aは合わせておく。
2. 鍋にA、しょうが、白菜、厚揚げを入れて中火にかけ、煮立ったら弱火にし、ふたをして2～3分煮る。
3. 白菜がしんなりしてきたら火を強め、鮭を加えて3～4分煮る。みそを溶き入れる。

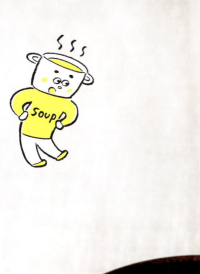
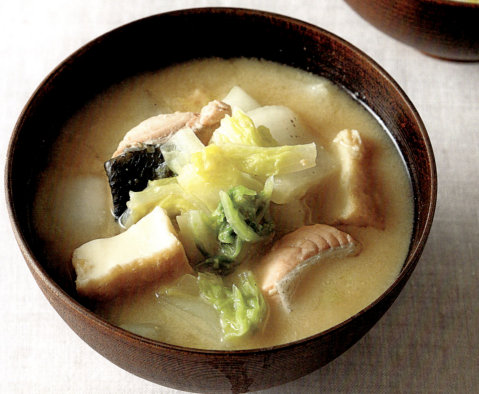

白菜

ほんのり感じる
酒かすの甘みがやさしい

アスパラガス
Asparagus

油で炒めて、カロテンの吸収をアップ

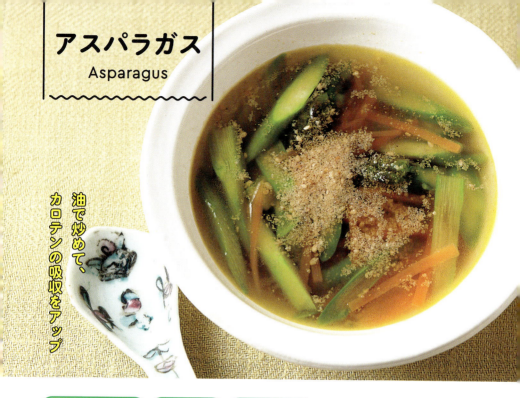

アスパラギン酸　セサミン　β-カロテン

アスパラの中華風スープ

β-カロテンや疲労回復効果のあるアスパラギン酸が豊富なアスパラガス。ごまをふって、抗酸化成分のセサミンもとって。

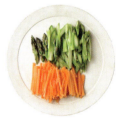

材料（2人分）

- アスパラガス … 4本
- にんじん … 1/3本
- A [水 … 1と3/4カップ
     鶏ガラスープの素 … 小さじ1
     オイスターソース … 小さじ1]
- 塩・こしょう … 各少々
- 白すりごま … 小さじ1
- ごま油 … 小さじ1

作り方

1. アスパラガスは根元の部分をピーラーでむき、斜め薄切りにする。にんじんはせん切りにする。
2. 鍋にごま油を熱し、1を炒める。全体に油がまわったらAを加えてひと煮立ちさせ、塩、こしょうで味をととのえる。器に盛り、白すりごまをふる。

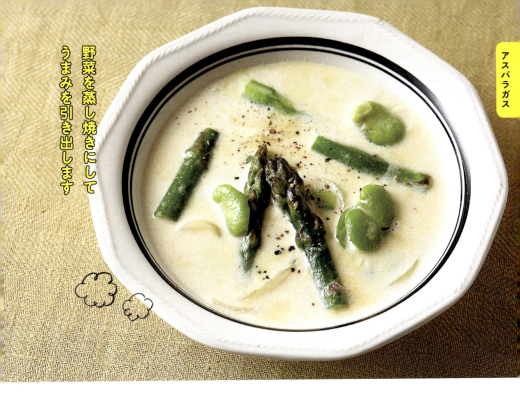

野菜を蒸し焼きにして
うまみを引き出します

アスパラガス

アスパラギン酸　ビタミンB₁　ルチン

アスパラとそら豆の クリームスープ

そら豆の**ビタミンB₁**やアスパラガスの**ルチン**は、水に
溶けやすい栄養素。ビタミンB₁は熱に弱いので加熱は短めに。

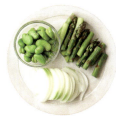

材料（2人分）

アスパラガス … 4本
そら豆 … 正味100g
玉ねぎの薄切り … ⅓個分
バター … 10g
A ┌ 水 … ¾カップ
　└ 固形コンソメ … 1個
B ┌ 生クリーム・牛乳 … 各½カップ
塩 … 少々

作り方

1. アスパラガスは根元の部分をピーラーでむき、4〜6等分の長さに切る。そら豆は皮をむく。
2. 鍋にバターを弱火で溶かし、玉ねぎを2〜3分炒める。1を加えてふたをし、2〜3分蒸し焼きにしてアスパラガスを取り出す。
3. Aを加えて火を強め、煮立ったらB、アスパラガスを加えて弱火で温める。塩で味をととのえる。

トッピング：粗びき黒こしょう

Vegetable Soup

カリフラワー
Cauliflower

食欲のない日にこそ
おすすめのスープ

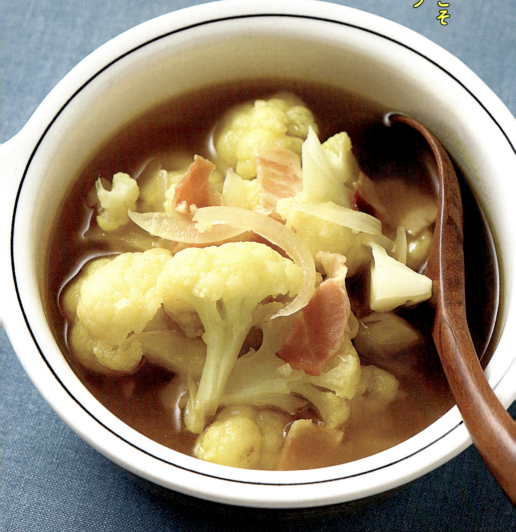

[ビタミンC] [たんぱく質] [ビタミンB₁]

カリフラワーの
カレー風味スープ

カリフラワーのビタミンCは熱に比較的強く、煮込んでも壊れにくいのがいいところ。加熱後をくらべると、<u>ブロッコリーと変わらないビタミンC量</u>になります。

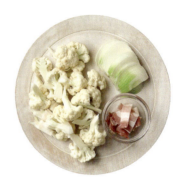

材料（2人分）

カリフラワー … ⅓個
ベーコン … 1枚
玉ねぎの薄切り … ¼個分
にんにくのみじん切り … 1片分
A ┃ 水 … 1と¾カップ
　 ┃ 固形コンソメ … 1個
　 ┃ カレー粉 … 小さじ½
　 ┃ 塩 … 少々
オリーブ油 … 大さじ½

作り方

1　カリフラワーは小房に分ける。ベーコンは1cm幅に切る。

2　鍋にオリーブ油を弱めの中火で熱し、1、玉ねぎ、にんにくを入れる。ふたをしてときどき混ぜながら、2〜3分蒸し炒めにする。

3　Aを加えてひと煮立ちさせたら、ふたをして弱火で6〜8分煮る。

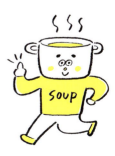

{たんぱく質} {ビタミンC} {カルシウム} {食物繊維}

カリフラワーと大豆のクリームスープ

カリフラワーは、茎にも**ビタミンCやB群**がたっぷり含まれています。薄く切って、いっしょに煮込んで。**たんぱく質やカルシウム、食物繊維などが豊富**な大豆を加えると、ひと皿で栄養満点です。

材料（2人分）

- カリフラワー … 1/3個
- 玉ねぎの薄切り … 1/4個分
- 蒸し大豆 … 100g
- A [水 … 1カップ強 / 固形コンソメ … 1個]
- 牛乳 … 1カップ
- 塩・こしょう … 各少々
- オリーブ油 … 大さじ1/2

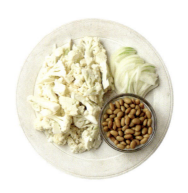

作り方

1. カリフラワーはざく切りにする。
2. 鍋にオリーブ油を中火で熱し、1、玉ねぎを炒める。全体に油がまわったらA、蒸し大豆を加えてひと煮立ちさせ、ふたをして弱火で10分煮る。途中、木べらで野菜と大豆をつぶすように混ぜる。
3. 牛乳を加えて温め、塩、こしょうで味をととのえる。

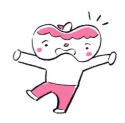

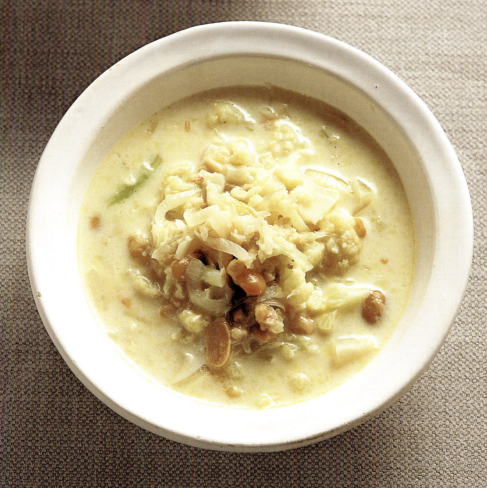

カリフラワー

ざくっとつぶした野菜が食べやすい！

モロヘイヤ
Mulukhiyah

ねばねば野菜2種の最強の組み合わせ

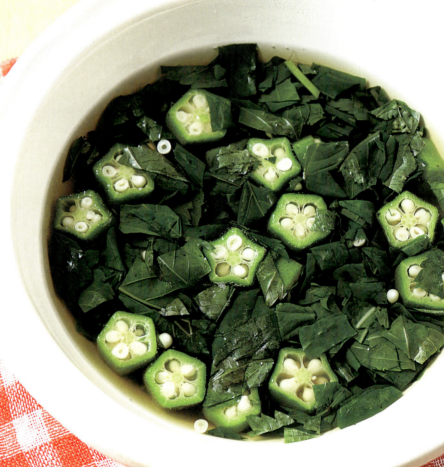

(β-カロテン)　(ムチン)　(カルシウム)

モロヘイヤ

和風ねばねばスープ

モロヘイヤとオクラに共通するねばりは、ムチンという食物繊維の一種。
血糖値の上昇をゆるやかにしたり、胃壁を守る、
たんぱく質の消化吸収を高めるなど健康効果がいっぱい！

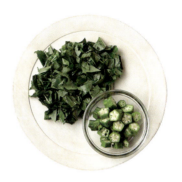

材料（2人分）

モロヘイヤ … ½束
オクラ … 4本
A［ だし汁 … 1と¾カップ
　　酒・みりん … 各小さじ1 ］
しょうゆ … 大さじ½弱

作り方

1　モロヘイヤは葉の部分を刻み、オクラは板ずりして小口切りにする。

2　鍋にAを煮立て、1を加えて1〜2分煮る。しょうゆを加えて調味する。

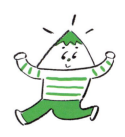

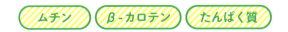

ムチン　β-カロテン　たんぱく質

モロヘイヤと
くずし豆腐のスープ

モロヘイヤは野菜の王様と呼ばれるほど栄養価が高く、
とくに **β-カロテン、ビタミン類が豊富**です。火を通す時間を
短くすることで栄養ロスが防げるので、作ったら早めに食べて。

材料（2人分）

- モロヘイヤ … 1/2束
- 豆腐（またはおぼろ豆腐）
    … 1/3丁（100g）
- 貝割れ菜 … 1/2パック
- 梅干し … 中1/2個
- A ┌ 水 … 1と3/4カップ
    │ 酒 … 大さじ1
    └ 鶏ガラスープの素 … 小さじ1
- ごま油 … 小さじ1/2

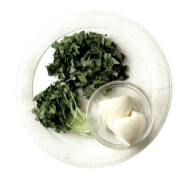

作り方

1. モロヘイヤは葉を粗く刻み、貝割れ菜は根元を落とす。梅干しは粗く刻む。
2. 鍋にAを煮立て、1、手でざっくりとくずした豆腐を加えて1〜2分煮る。ごま油を加えて調味する。

トッピング：ちぎった韓国風のり

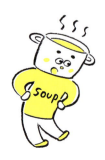

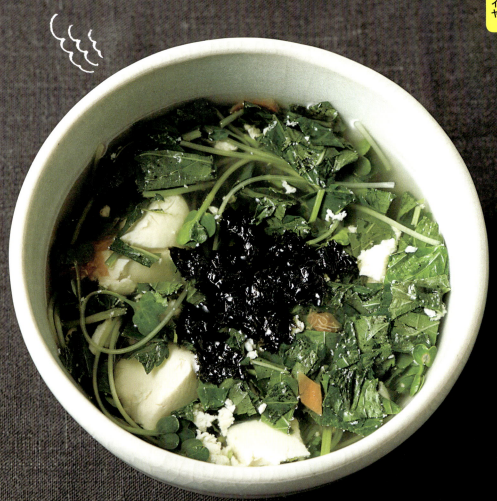

モロヘイヤ

梅干しとごま油の香りで
クセになりそう!

セロリ
Celery

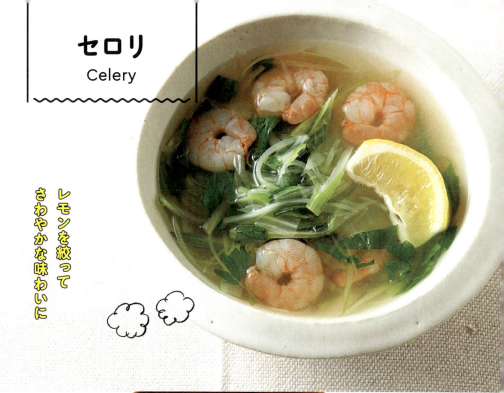

レモンを絞って
さわやかな味わいに

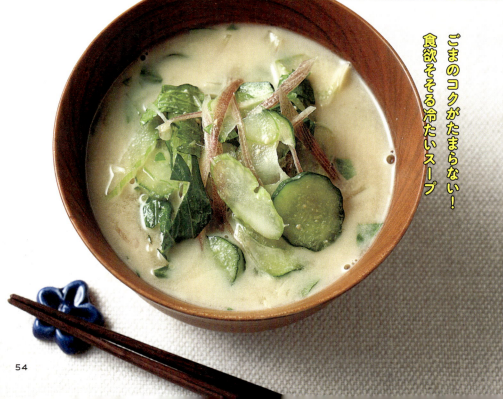

ごまのコクがたまらない!
食欲そそる冷たいスープ

［タウリン］ ［セダノリッド］ ［カリウム］

セロリとえびの
ナンプラースープ

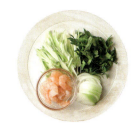

セロリに含まれるセダノリッドなどの香り成分は
精神を安定させ、えびのタウリンは**疲労回復に効果的**。

材料（2人分）

- セロリ … 1本
- むきえび … 60g
- 玉ねぎの薄切り … ¼個分
- 塩・こしょう・片栗粉 … 各少々
- A ┌ 水 … 1と¾カップ
    │ 酒 … 大さじ1と½
    └ ナンプラー … 大さじ½
- レモンのくし形切り … 2切れ

作り方

1. セロリは筋を除いてせん切りにし、葉は¼量を粗く刻む。えびは背わたを除き、塩（分量外）でもんで洗う。水けを拭き、塩、こしょう、片栗粉をまぶす。
2. 鍋にAを煮立て、1、玉ねぎを加える。ひと煮立ちさせたら1～2分煮る。
3. 器に盛り、レモンを絞る。

［ビタミンB₁］ ［セサミン］ ［β-カロテン］

セロリときゅうりの冷や汁風

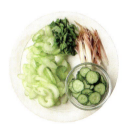

練りごまたっぷりの冷や汁は、**細胞の老化を防ぐ**ビタミンE、
糖質の代謝を助けるビタミンB₁など豊富な栄養が。
セロリの葉はβ-カロテンが豊富なので、刻んでスープに入れて。

材料（2人分）

- セロリ … ½本
- きゅうり … ½本
- みょうがのせん切り … 1個分
- 塩 … 少々
- みそ … 大さじ1
- 白練りごま … 大さじ1と½
- だし汁 … 1と½カップ

作り方

1. セロリは筋を除いて斜め薄切りにし、葉は½量を粗く刻む。きゅうりは薄い輪切りにして塩をふり、水分が出たら水で流して水けを絞る。みょうがは水にさらして絞る。
2. ボウルにみそ、練りごまを入れ、だし汁を少しずつ加えながらのばす。1を加える。

Vegetable Soup

長ねぎ
Green Onion

風味豊かな
簡単サムゲタン風スープ

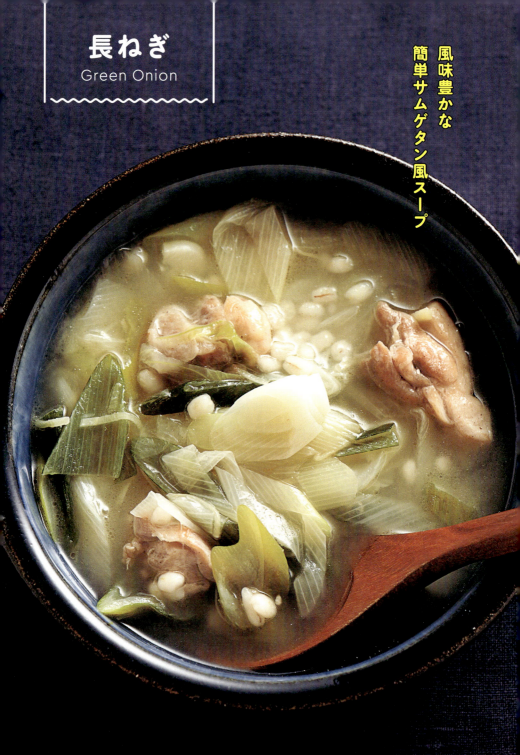

ペクチン　たんぱく質　ビタミンB_1

ねぎ鶏ともち麦の
しょうがスープ

長ねぎの内側のぬめりのある粘液は、水溶性食物繊維のペクチン。**免疫力を高める**といわれており、とくに青い部分に多く含まれています。青い部分も捨てずにぜひ使って。

材料（2人分）

長ねぎ … 1本
鶏もも肉 … ½枚
もち麦 … 20g
塩・こしょう … 各適量
A ［ にんにくの薄切り … 1片分
　　しょうがのせん切り … ½かけ分 ］
B ［ 水 … 2カップ
　　酒 … 大さじ2 ］
ごま油 … 大さじ½

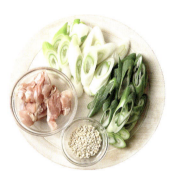

作り方

1. 長ねぎは斜め薄切りにする。鶏肉は3cm角に切り、塩、こしょう各少々をふる。

2. 鍋にごま油を中火で熱し、1の鶏肉を焼く。両面に焼き色がついたら長ねぎ、Aを加えて弱火にし、2〜3分炒める。

3. もち麦、Bを加えて火を強め、煮立ったらアクを除く。弱火にしてふたをし、もち麦がやわらかくなるまで15〜20分煮る。塩、こしょう各少々で味をととのえる。

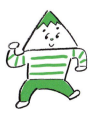

`カルシウム` `脂質` `ビタミンC`

ねぎのミルクスープ

加熱すると甘みが引き出され、1人1本ペロリと食べられます！
ビタミンCや**カルシウム**もたっぷり。

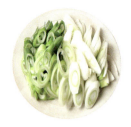

材料（2人分）

- 長ねぎ … 2本
- バター … 10g
- 小麦粉 … 大さじ1
- A
  - 水 … 1カップ
  - 固形コンソメ … 1個
- B
  - 生クリーム … ¼カップ
  - 牛乳 … ½カップ
- 塩・粗びき黒こしょう … 各少々

作り方

1. 長ねぎは斜め薄切りにする。
2. 鍋にバターを弱火で溶かし、1を炒める。途中でふたをして3〜5分蒸し炒めにし、小麦粉をふり入れて炒めながらなじませる。
3. Aを加えて火を強め、煮立ったらBを加えて弱火で温める。塩、粗びき黒こしょうで味をととのえる。

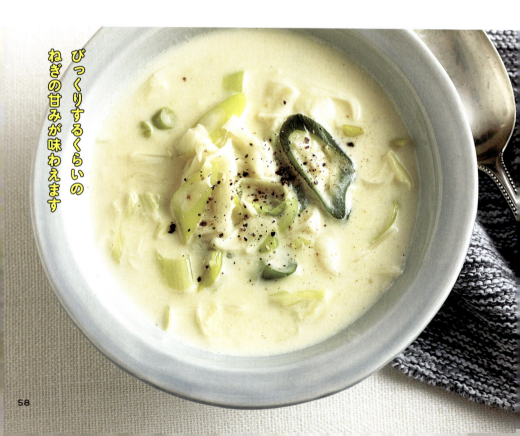

びっくりするくらいのねぎの甘みが味わえます

長ねぎ

焼き目をつけて
香ばしく仕上げて

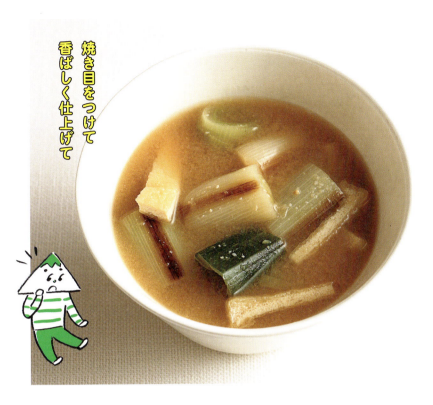

(ビタミンC) (β-カロテン) (たんぱく質)

ねぎと油揚げのごまみそ汁

ねぎは**ビタミンCが豊富。青い部分にはβ-カロテン**が含まれ、丸ごと入れると栄養満点。油揚げでたんぱく質もプラスして。

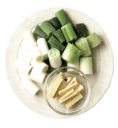

材料（2人分）

長ねぎ … 1本
油揚げ … ½枚
だし汁 … 1と¾カップ
A ┃ みそ・白すりごま … 各大さじ1
　 ┃ しょうがのすりおろし
　 ┃ 　… 小さじ⅓
ごま油 … 小さじ½

作り方

1　長ねぎは4cm長さのぶつ切り、油揚げは油抜きをして短冊切りにする。

2　鍋にごま油を熱し、1を2〜3分炒める。だし汁を加えて8〜10分煮たら、Aを加えて調味する。

Vegetable Soup

トマト
Tomato

見た目も新鮮！
トマトを味わうスープ

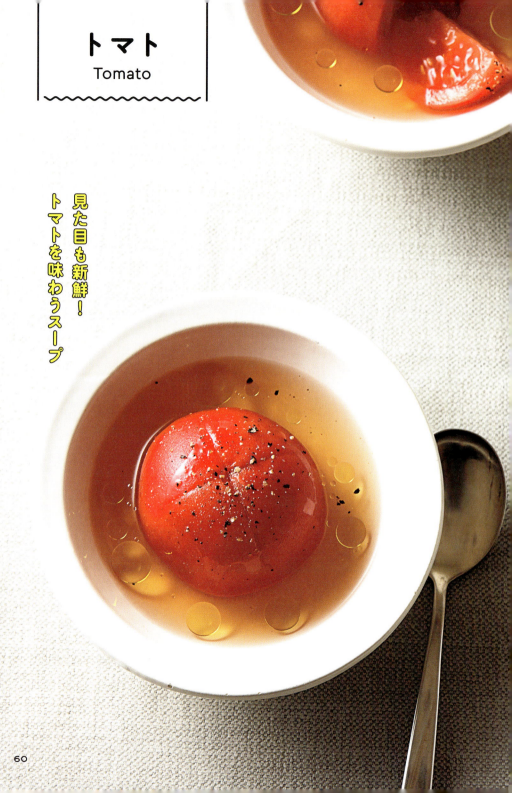

(リコピン) (ビタミンC) (β-カロテン)

丸ごとトマトの コンソメスープ

トマトの赤い色は、リコピンというファイトケミカルの一種で**β-カロテンより強い抗酸化作用がある**といわれています。完熟したトマトほど含有量が多いので、よく熟れたものを選んで。

材料（2人分）

トマト … 小2個

A [水 … 1と¾カップ
    固形コンソメ … 1個]

塩・粗びき黒こしょう … 各少々

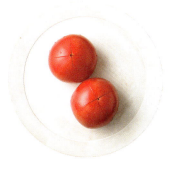

作り方

1. トマトはへたを取り、反対側に軽く十字の切り込みを入れる。

2. 鍋にAを煮立て、1を加える。転がしながら30秒～1分煮て、皮がはがれてきたら静かにはがす。

3. 器に盛り、塩、粗びき黒こしょうをふる。

トッピング：オリーブ油

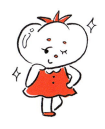

（β-カロテン）（リコピン）（たんぱく質）（カルシウム）

とろけるチーズトマトスープ

トマトと相性のいいソーセージとチーズを加え、**β-カロテン**のほか、**たんぱく質やカルシウムもとれる栄養満点スープ**に。
セロリを加えることでうまみが加わり、食物繊維やカリウムもとれます。

材料（2人分）

トマト … 2個
粗びきソーセージ … 3本
セロリのみじん切り … 1/4本分
にんにくのみじん切り … 1片分
A［水 … 1カップ
　　固形コンソメ … 1個］
塩・粗びき黒こしょう … 各少々
ピザ用チーズ … 30g
オリーブ油 … 大さじ1

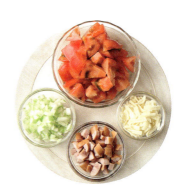

作り方

1. トマトはざく切りにし、ソーセージは粗く刻む。
2. 鍋にオリーブ油を熱し、にんにく、セロリ、ソーセージを弱火で2〜3分炒める。トマト、Aを加えて中火にし、5〜10分煮る。
3. 塩、粗びき黒こしょうで味をととのえて器に盛り、熱いうちにピザ用チーズをのせる。

トッピング：刻みパセリ

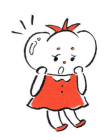

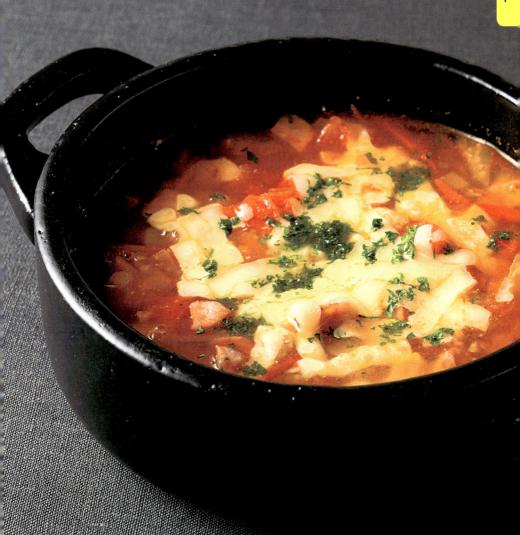

トマト

トマトとチーズ。
相性バツグンの組み合わせ♪

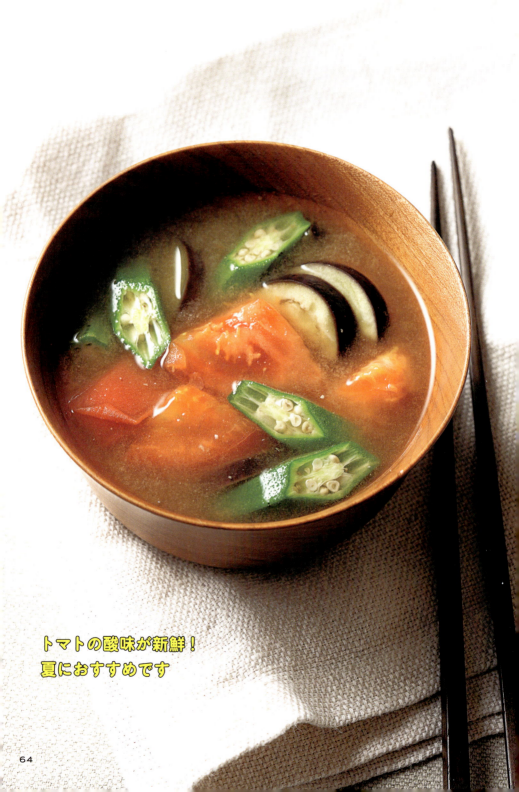

トマトの酸味が新鮮!
夏におすすめです

[リコピン] [アントシアニン] [ムチン]

トマトとなす、オクラのみそ汁

トマトのリコピン、なすのアントシアニンといった
多様なファイトケミカルがとれます。オクラの粘りのもととなる
食物繊維のムチンは水溶性なので、みそ汁にすれば栄養ロスもなし！

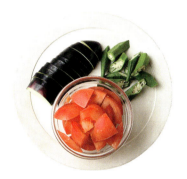

材料（2人分）

トマト … 1個
なす … ½本
オクラ … 3本
だし汁 … 1と¾カップ
みそ … 大さじ1

作り方

1　トマトはざく切り、なすは4mm幅の半月切りにする。オクラは斜め3等分に切る。

2　鍋にだし汁、なすを入れ、煮立ったら2〜3分煮る。オクラを加えて1〜2分煮たらトマトを加え、みそを溶き入れる。

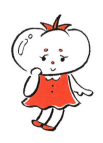

Vegetable Soup

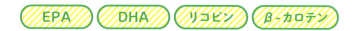

さばとトマトの冷や汁

<u>血管を守り、脳の働きをよくするEPA、DHAが豊富</u>なさば。
<u>抗酸化作用</u>のあるトマトといっしょに冷や汁風にすれば、手軽にとれます。
飾りの青じそでβ-カロテンもアップ。

材料（2人分）

- トマト … 1と½個
- さば水煮缶 … 1缶（80g）
- みょうがの小口切り … 1個分
- A
  - だし汁 … 1と⅓カップ
  - しょうがのすりおろし … 小さじ1
  - みそ … 大さじ1
  - 白すりごま … 大さじ1と½

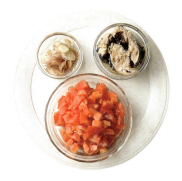

作り方

1. トマトはざく切りにする。みょうがは水にサッとさらして水けを絞る。
2. ボウルにAを入れてみそを溶く。さば缶を加えて粗くくずし、1を加えて混ぜる。

トッピング：せん切りの青じそ

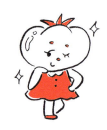

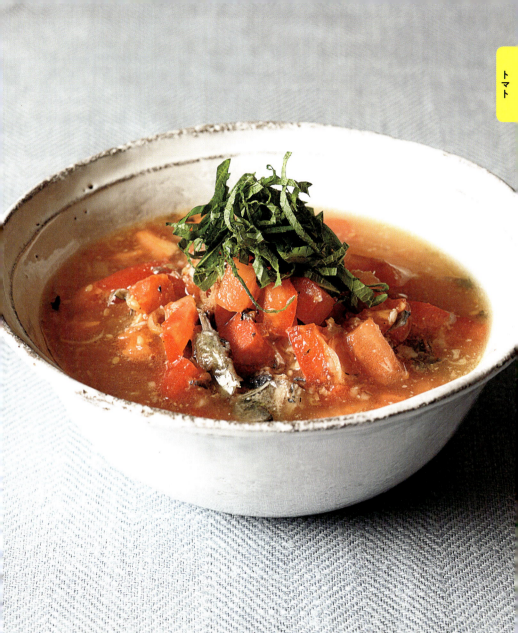

トマト

火を使わずに
混ぜるだけででき上がり!

とうもろこし
Corn

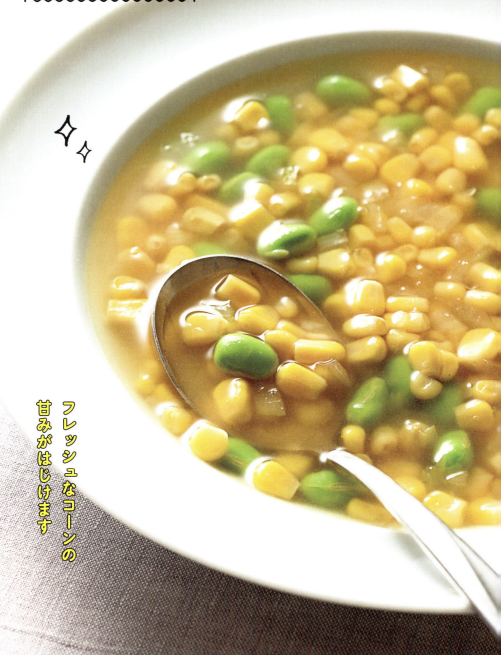

フレッシュなコーンの甘みがはじけます

（たんぱく質）（食物繊維）（ビタミンB群）（ルテイン）

コーンと枝豆の冷製スープ

とうもろこしには**糖質、たんぱく質、ビタミンB$_1$、B$_2$**のほか、粒の皮には**食物繊維のセルロース**が含まれています。
枝豆でもたんぱく質がとれるので、主食スープとしてぴったりです。

材料（2人分）

とうもろこし … 大1本（正味150g）
枝豆 … 正味100g
玉ねぎのみじん切り … ¼個分
A ［ 水 … ½カップ
　　固形コンソメ … 1と½個 ］
B ［ 水 … 1カップ
　　塩・こしょう … 各少々 ］
オリーブ油 … 小さじ1

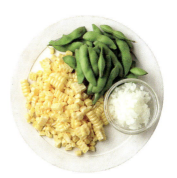

作り方

1. とうもろこしは包丁で実をそぎ取る。枝豆は洗ってラップで包み、電子レンジで1分～1分30秒加熱し、さやから出す（冷凍の場合は解凍してさやから出す）。

2. 鍋にオリーブ油を弱火で熱し、玉ねぎを2～3分炒める。1を加えてふたをし、ときどき混ぜながら2～3分蒸し炒めにする

3. **A**を加えて中火にし、ひと煮立ちさせたら**B**を加える。煮立ったら火を止めて冷蔵室で冷やす。

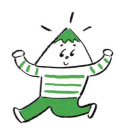

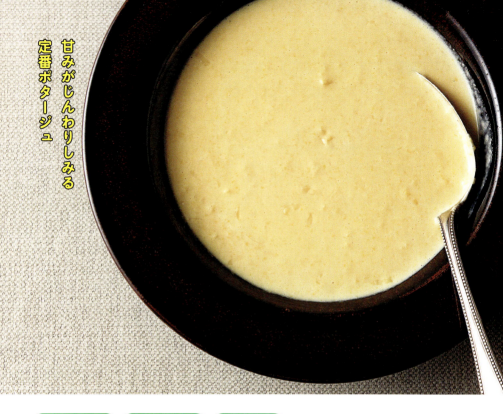

甘みがじんわりしみる定番ポタージュ

（カルシウム）（ビタミンB_2）（脂質）

コーンポタージュ

とうもろこし、牛乳、生クリームに含まれるビタミンB_2は、**たんぱく質や糖質、脂質の代謝を促進し、粘膜を保護**します。

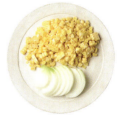

材料（2人分）

とうもろこし … 大1本（正味150g）
玉ねぎの薄切り … 1/4個分
バター … 8g
A［ 水 … 3/4カップ
　　固形コンソメ … 1/2個 ］
B［ 生クリーム … 1/2カップ
　　牛乳 … 1/4カップ ］
塩 … 少々

作り方

1 とうもろこしは包丁で実をそぎ取る。

2 鍋にバターを弱めの中火で溶かし、1、玉ねぎを入れる。ふたをしてときどき混ぜながら3〜4分蒸し炒めにし、Aを加えて中火で3〜4分煮る。

3 ミキサーで攪拌して鍋に戻し、Bを加えて弱火で温める。塩で味をととのえる（濃い場合は牛乳適量〈分量外〉で調整する）。

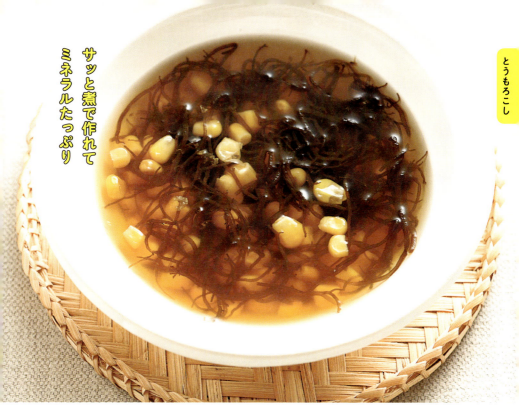

サッと煮で作れて　ミネラルたっぷり

とうもろこし

（フコイダン）（ルテイン）（ビタミンB₁）

とうもろこしと もずくの和風スープ

不足しやすいミネラルがとれるもずくのスープ。
とうもろこしには**抗酸化作用**のあるルテインも含まれています。

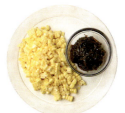

材料（2人分）

- **とうもろこし … 大1本（正味150g）**
- **もずく（味なしタイプ）… 50g**
- A
  - だし汁 … 1と¾
  - 酒 … 大さじ1
  - しょうゆ … 小さじ1
- 塩 … 少々

作り方

1. とうもろこしは包丁で実をそぎ取る。
2. 鍋にAを煮立て、1を加えて2〜3分煮る。もずくを加えて火を止め、塩で味をととのえる。

Vegetable Soup

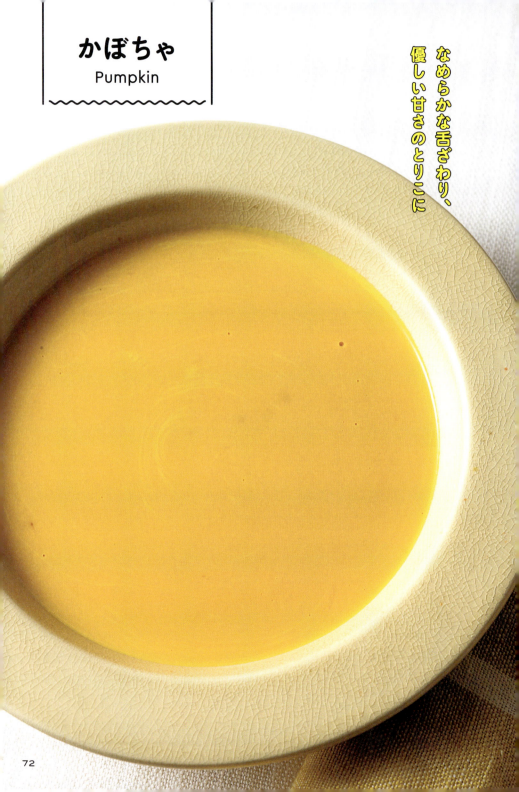

かぼちゃ
Pumpkin

なめらかな舌ざわり、優しい甘さのとりこに

(β-カロテン)　(ビタミンC)　(ビタミンE)　(カルシウム)

かぼちゃのポタージュ

かぼちゃのビタミンCは熱に強く、スープ向き。ビタミンEの含有量も野菜のなかではトップクラスで、ポタージュにするとたっぷり食べられ、**強力な抗酸化成分**を摂取できます。**食物繊維も豊富**！

材料（2人分）

かぼちゃ … 1/8〜1/6個（正味200g）
玉ねぎの薄切り … 1/3個分
バター … 8g
A ┌ 水 … 3/4カップ
　└ 固形コンソメ … 1/2個
B ┌ 生クリーム … 1/2カップ
　└ 牛乳 … 1/3カップ
塩 … 少々

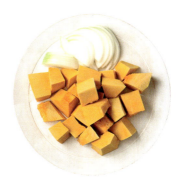

作り方

1 かぼちゃは皮と種を除いて2cm角に切る。

2 鍋にバターを弱火で溶かし、1、玉ねぎを入れる。ふたをして、ときどき混ぜながら3〜4分蒸し炒めにする。

3 Aを加えて火を強め、煮立ったら弱火にしてふたをし、5〜8分煮る。ミキサーで攪拌して鍋に戻し、Bを加えて弱火で温める。塩で味をととのえる（濃い場合は牛乳適量〈分量外〉で調整する）。

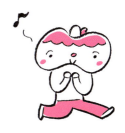

（β-カロテン）（ビタミンE）（ビタミンC）

かぼちゃと
アーモンドのスープ

老化予防に役立つビタミンEが豊富なスープ。
キャベツや玉ねぎでビタミンCやミネラルもプラス。かぼちゃのわたは
β-カロテンが多いので、少し残すように入れるのがおすすめ。

材料（2人分）

- かぼちゃ … 1/8個（正味150g）
- アーモンド（無塩・ロースト）… 10粒
- キャベツ … 2枚
- 玉ねぎの薄切り … 1/4個分
- A[水 … 1と3/4カップ
     固形コンソメ … 1個]
- 塩・粗びき黒こしょう … 各適量
- オリーブ油 … 大さじ1/2

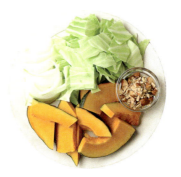

作り方

1. かぼちゃは1cm厚さのくし形切りにし、半分に切る。キャベツはざく切り、アーモンドは粗く刻む。

2. 鍋にオリーブ油を中火で熱し、かぼちゃ、キャベツ、玉ねぎを1～2分炒める。Aを加え、煮立ったら弱火にしてふたをし、5～6分煮る。

3. かぼちゃを木べらで軽くつぶし、アーモンドの2/3量を加えて塩、粗びき黒こしょうで味をととのえる。器に盛り、残りのアーモンドを散らす。

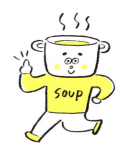

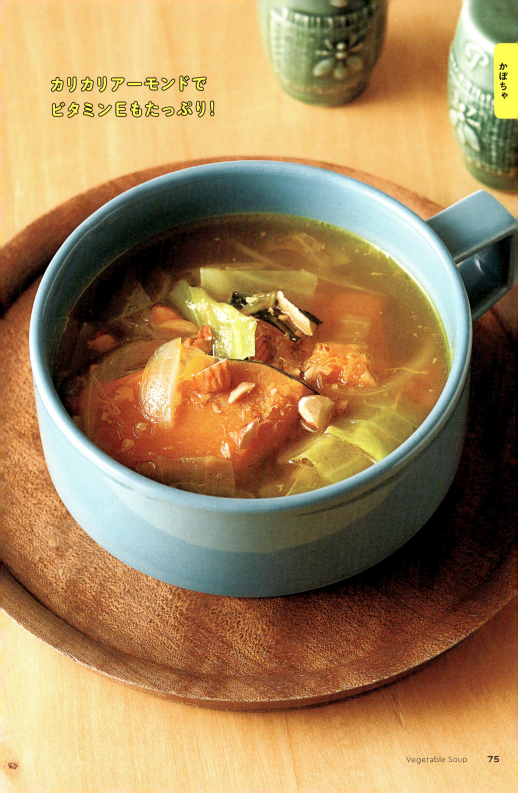

カリカリアーモンドで
ビタミンEもたっぷり!

かぼちゃ

パプリカ
Paprika

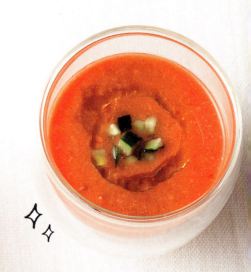

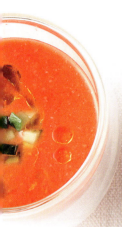

時間をおいて味をなじませると
おいしさアップ

(ビタミンC) (リコピン) (カプサンチン)

ガスパチョ

パプリカに含まれる赤い色素のカプサンチンは、カロテノイドの一種。トマトのリコピンと同じく抗酸化力が期待できます！

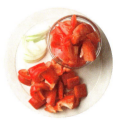

材料（2人分）

A ┌ 赤パプリカ … 2/3個
  │ トマト … 1と1/2個
  │ 玉ねぎ … 1/8個
  │ にんにく … 1/2片
  │ オリーブ油 … 大さじ1と1/2
  └ レモン汁 … 小さじ1〜1と1/3

バゲット … 1cm厚さ×1枚
塩・こしょう … 各少々

作り方

1 バゲットはサッと水に浸して絞る。Aの野菜はすべてざく切りにする。

2 ミキサーにバゲット、Aを入れて撹拌する。塩、こしょうで味をととのえ（濃い場合は水適量〈分量外〉を加えて好みの濃さに調整）、冷蔵室で1時間以上冷やす。

トッピング：オリーブ油、きゅうりの角切り

(ビタミンC) (リコピン) (β-カロテン)

ラタトゥイユ風スープ

さまざまな栄養がとれる、たっぷり野菜のスープ。
黄色パプリカやトマトで、**ビタミンCやリコピンが摂取**できます。

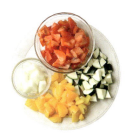

パプリカ

材料（2人分）

- 黄パプリカ … ½個
- トマト … 2個
- ズッキーニ … ½本
- 玉ねぎ … ⅓個
- にんにくのみじん切り … 1片分
- A [水 … ¾カップ / 固形コンソメ … 1個]
- 塩・こしょう … 各少々
- オリーブ油 … 大さじ1と½

作り方

1. パプリカ、トマトは小さめのざく切りにし、ズッキーニは8mm厚さのいちょう切りにする。玉ねぎは1cm角に切る。
2. 鍋にオリーブ油を中火で熱し、1、にんにくを2〜3分炒める。Aを加え、煮立ったら弱火にして10分煮る。塩、こしょうで味をととのえる。

トッピング：粉チーズ

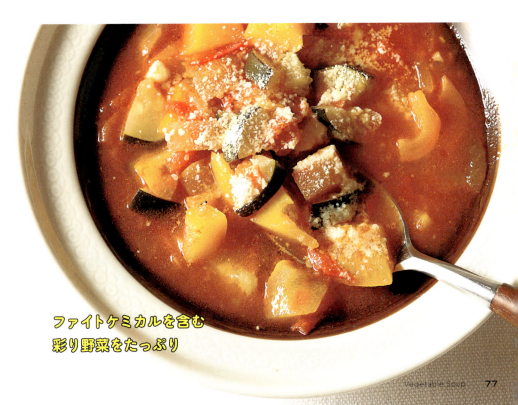

ファイトケミカルを含む彩り野菜をたっぷり

玉ねぎ
Onion

レンチンなら、丸ごともラクチン！

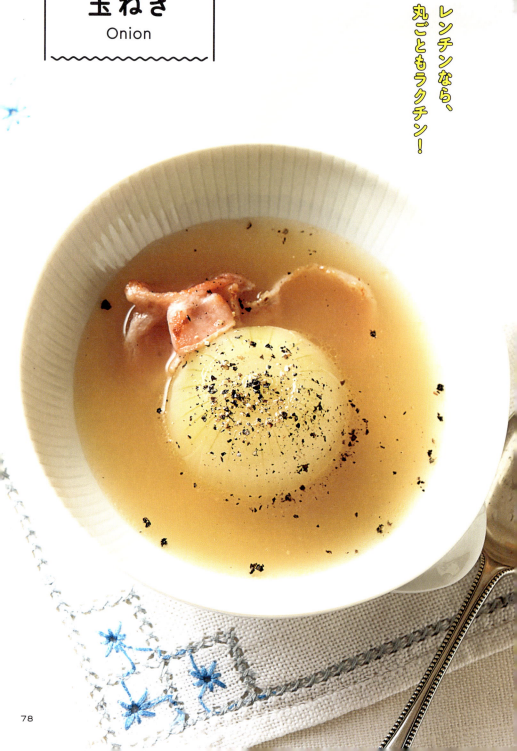

> ビタミンB₁　アリイン　カリウム

丸ごと玉ねぎと
ベーコンのスープ

玉ねぎに含まれるアリインという物質は、**強力な抗酸化作用**があるといわれています。丸ごとスープで煮込めば、まるで**食べるサプリ**。体のリセットに役立てて。

材料（2人分）

玉ねぎ … 小2個
ベーコン … 2枚

A
- バター … 5g
- 水 … 1と½カップ
- 固形コンソメ … 1個
- 白ワイン … 大さじ1と½

塩・こしょう・粗びき黒こしょう
　… 各少々

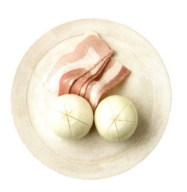

作り方

1. 玉ねぎは下から⅓くらいまで放射状に6本切り込みを入れる。ベーコンは長さ半分に、バターは半分に切る。
2. ベーコンはオーブントースターで両面カリッと焼く。ペーパータオルに取り出して脂を押さえ、塩、こしょうをふる。
3. 耐熱ボウルに玉ねぎ、Aを入れ、ふんわりとラップをかけて電子レンジで12分ほど、竹串が通るまで加熱する。器に盛り、2をのせて粗びき黒こしょうをふる。

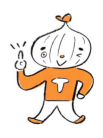

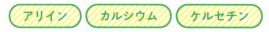

オニオングラタンスープ

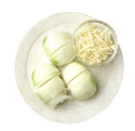

抗酸化作用や動脈硬化予防に効果があるといわれるファイトケミカルの一種、ケルセチンもたっぷりとれます。

材料（2人分）

- 玉ねぎの薄切り … 1と½個分
- にんにくのみじん切り … 1片分
- バター … 10g
- A
  - 水 … 1と¾カップ
  - 固形コンソメ … 1個
- 塩・粗びき黒こしょう … 各少々
- ピザ用チーズ … 30g

作り方

1. 耐熱ボウルに玉ねぎ、にんにく、バターを入れ、ふんわりとラップをかけて電子レンジで10分加熱する（途中で一度混ぜる）。
2. 鍋に1を汁ごと移し、弱めの中火で2〜4分炒める。Aを加えて中火にし、煮立ったらふたをして5分煮る。塩で味をととのえる。
3. 器に盛り、熱いうちにピザ用チーズをのせて粗びき黒こしょうをふる。

トッピング：バゲット

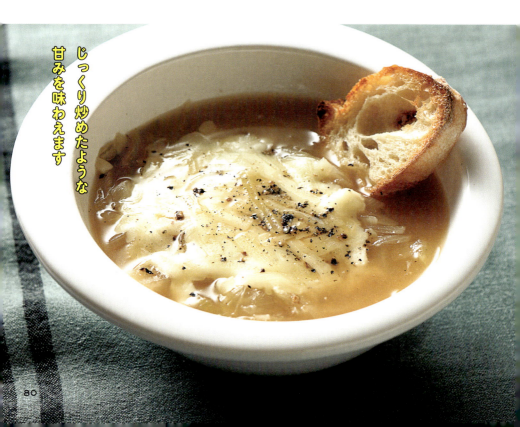

じっくり炒めたような甘みを味わえます

[β-カロテン] [ケルセチン] [たんぱく質]

にら玉みそ汁

β-カロテン豊富なにらと玉ねぎのケルセチンで、**抗酸化力がアップ**。たんぱく質やビタミンもとれるバランススープです。

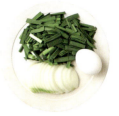

玉ねぎ

材料（2人分）

- 玉ねぎの薄切り … ½個分
- にら … ¼束
- 卵 … 1個
- だし汁 … 1と¾カップ
- みそ … 大さじ1

作り方

1. にらは3cm長さに切る。
2. 鍋にだし汁、玉ねぎを入れて中火にかけ、煮立ったらふたをして弱火で2〜3分煮る。
3. みそを溶き入れて中火にし、にら、溶きほぐした卵を順に加え、卵がふわっと浮いたら火を止める。

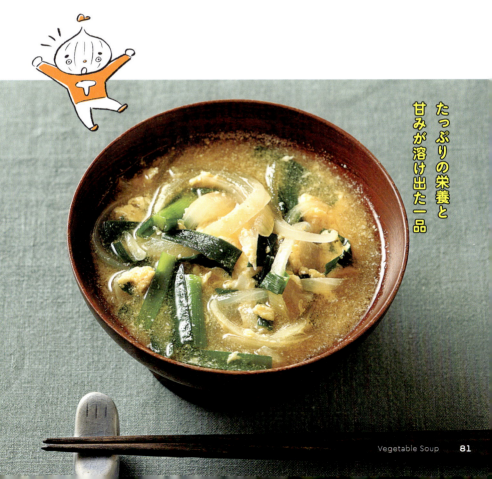

たっぷりの栄養と甘みが溶け出た一品

Vegetable Soup

にんじん
Carrot

ヨーグルトのほどよい酸味がさわやか♪

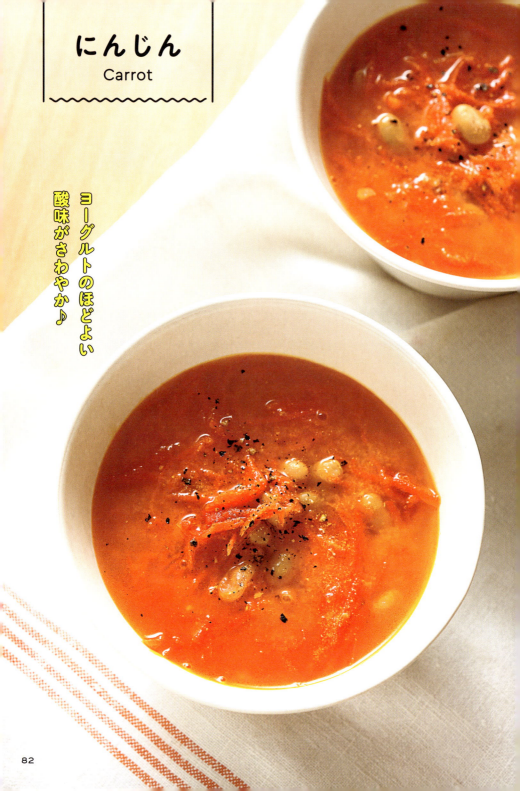

[β-カロテン] [カルシウム] [たんぱく質] [リコピン]

にんじんと大豆の
トマトヨーグルトスープ

にんじんのおもな栄養はβ-カロテン。
皮をむくとせっかくの栄養が失われるので、よく洗ってそのまま使って。
トマトを加えると合わせてリコピンもとれて**抗酸化力がアップ**！

材料（2人分）

にんじん … ½本
トマト … 1個
蒸し大豆 … 60g
A ┌ プレーンヨーグルト … ½カップ
  │ 水 … 1カップ
  └ 固形コンソメ … 1個
塩・粗びき黒こしょう … 各少々
オリーブ油 … 大さじ½

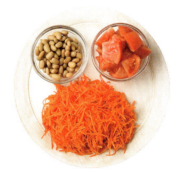

作り方

1. にんじんはせん切り、トマトはざく切りにする。
2. 鍋にオリーブ油を弱火で熱し、にんじんを入れる。ふたをしてときどき混ぜながら、2〜3分蒸し炒めにする。
3. トマト、蒸し大豆、Aを加え、煮立ったら弱火にしてふたをし、5分煮る。塩、粗びき黒こしょうで味をととのえる。

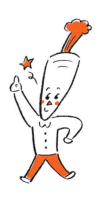

Vegetable Soup

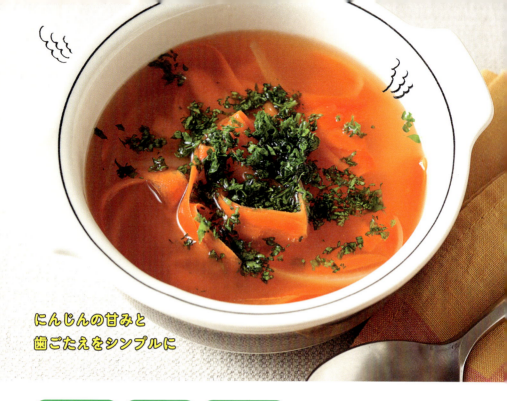

にんじんの甘みと
歯ごたえをシンプルに

β-カロテン　食物繊維　カルシウム

ピーラーにんじんの
コンソメスープ

ピーラーでむくと、火が早く通って栄養の損失が少なくなります。
ビタミン、ミネラルが豊富なパセリもたっぷりかけて。

材料（2人分）

にんじん … ½本
玉ねぎの薄切り … ¼個分
A ┌ 水 … 1と¾カップ
　└ 固形コンソメ … 1個
塩・こしょう … 各少々

作り方

1　にんじんはピーラーで薄切りにする。
2　鍋にAを煮立て、1、玉ねぎを加えて4〜5分煮る。塩、こしょうで味をととのえる。

トッピング：刻みパセリ

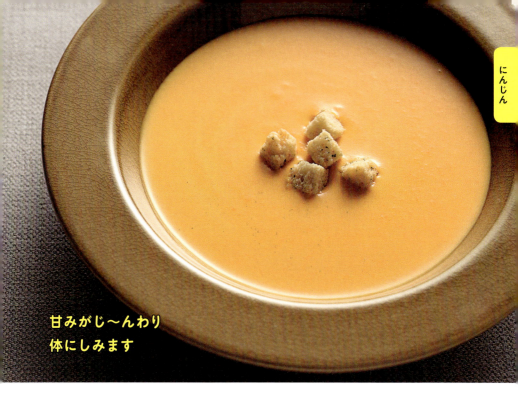

> 甘みがじ〜んわり
> 体にしみます

にんじん

(β-カロテン) (脂質) (カルシウム)

にんじんのポタージュ

バターでにんじんを炒めると、β-カロテンの吸収力や味わいがアップ。体内でビタミンAとなり、**体の抵抗力を高めます。**

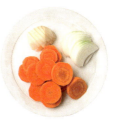

材料（2人分）

- **にんじん … 1/2本**
- **じゃがいもの薄切り … 1/3個分**
- **玉ねぎの薄切り … 1/4個分**
- バター … 8g
- A [水 … 3/4カップ
     固形コンソメ … 1/2個]
- B [生クリーム・牛乳 … 各1/2カップ]
- 塩 … 少々

作り方

1. にんじんは5mm厚さの輪切りにする。
2. 鍋にバターを弱火で溶かし、1、じゃがいも、玉ねぎを入れる。ふたをして弱火で3〜4分蒸し炒めにする。
3. Aを加えて火を強め、煮立ったら弱火にしてふたをし、5〜8分煮る。ミキサーで攪拌して鍋に戻し、Bを加えて弱火で温める。塩で味をととのえる（濃い場合は牛乳適量〈分量外〉で調整する）。

トッピング：クルトン

Vegetable Soup

ごぼう
Burdock

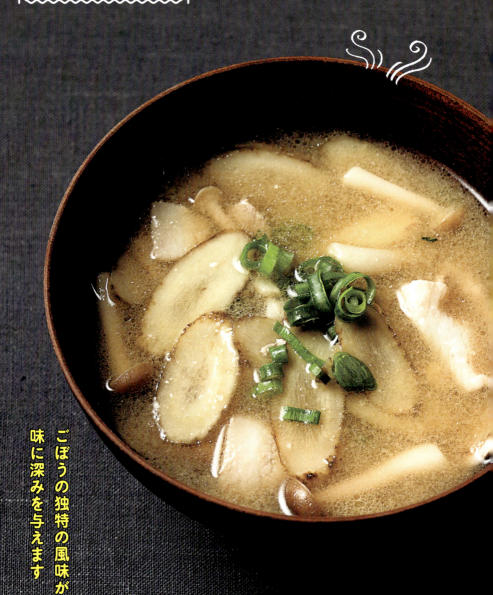

ごぼうの独特の風味が味に深みを与えます

食物繊維　たんぱく質　ビタミンB₁

ごぼうとしめじの豚汁

食物繊維が豊富なごぼうとしめじに、豚肉でたんぱく質をプラス。
ごぼうからは水溶性と不溶性、2つの食物繊維がとれ、
便秘改善や血糖値上昇を抑えるなどうれしい効果がいっぱい！

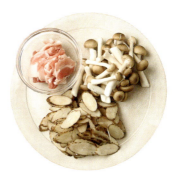

材料（2人分）

ごぼう … ½本
しめじ … ½パック
豚薄切り肉 … 2枚
A ┌ だし汁 … 1と¾カップ
　├ 酒 … 大さじ1
　└ しょうがのすりおろし … 小さじ½
みそ … 大さじ1
ごま油 … 小さじ1

作り方

1　ごぼうはよく洗って斜め薄切りにする。しめじは石づきを除いてほぐす。豚肉は4cm長さに切る。

2　鍋にごま油を中火で熱し、ごぼうを炒める。全体に油がまわったらAを加え、煮立ったらふたをして弱火で3〜5分煮る。

3　しめじ、豚肉を加えて4〜5分煮たら、みそを溶き入れる。

トッピング：刻んだ万能ねぎ

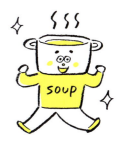

食物繊維 | ビタミンE | カルシウム | α-リノレン酸

ごぼうとくるみの和風ポタージュ

食物繊維不足と感じたら、ごぼうたっぷりのポタージュをどうぞ。α-リノレン酸が豊富なくるみは、体内でDHAやEPAに変わり、**肥満予防や脳細胞の活性化などに役立ちます。**

材料（2人分）

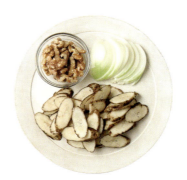

ごぼう … ½本
玉ねぎの薄切り … ¼個分
くるみ（無塩・炒ったもの）… 35g
A [水 … 1カップ
    固形コンソメ … 1個]
B [みそ … 小さじ½
    生クリーム … ¼カップ
    牛乳 … ½カップ]
塩 … 少々
オリーブ油 … 大さじ½

作り方

1. ごぼうはよく洗い、斜め薄切りにする。

2. 鍋にオリーブ油を弱火で熱し、1、玉ねぎを入れる。ふたをしてときどき混ぜながら、4〜5分蒸し炒めにする。Aを加えて中火にし、煮立ったら弱火にしてふたをし、10分煮る（途中で煮つまったら水適量〈分量外〉を足す）。

3. くるみは飾りの分を少し残して2に加え、ミキサーにかけて鍋に戻す。Bを加えて温め、塩で味をととのえる（濃い場合は牛乳適量〈分量外〉で調整する）。器に盛り、飾りのくるみを散らす。

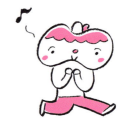

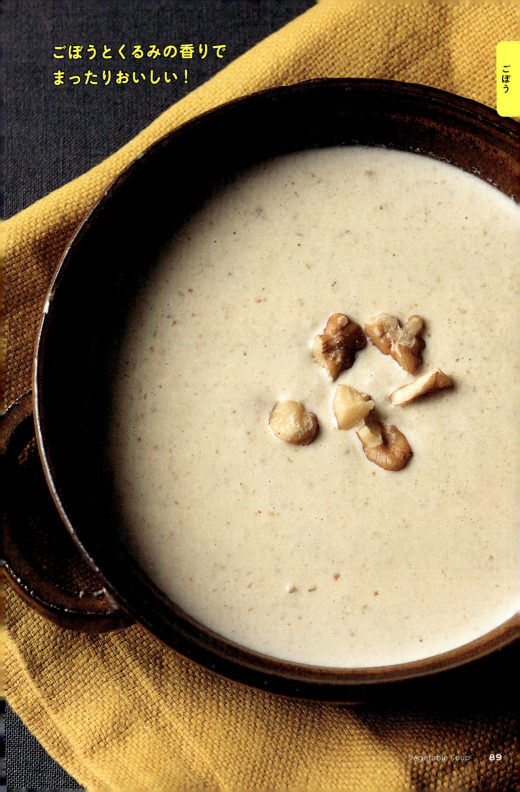

ごぼうとくるみの香りで
まったりおいしい！

ごぼう

じゃがいも
Potato

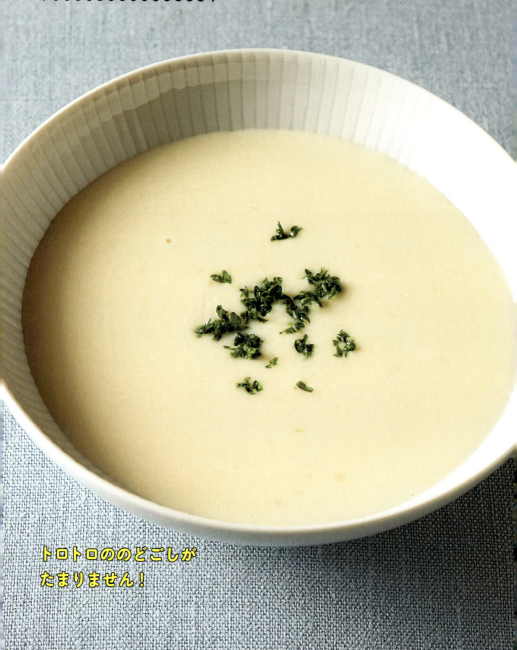

トロトロののどごしが
たまりません！

ビタミンC　**カルシウム**　**クロロゲン酸**

じゃがいも

ビシソワーズ

ビタミンCやカリウムなど、じゃがいもの栄養が丸ごととれる冷たいスープ。じゃがいもの皮付近には<u>ポリフェノールの一種、抗酸化成分のクロロゲン酸</u>があるので、皮は薄くむいて使って。

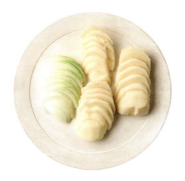

材料（2人分）

じゃがいもの薄切り … 1と½個分
玉ねぎの薄切り … ¼個分
バター … 8g
A［水 … 1カップ
　　固形コンソメ … ½個］
B［牛乳 … 1カップ
　　生クリーム … 大さじ2］
塩・こしょう … 各少々

作り方

1. 鍋にバターを弱火で溶かし、じゃがいも、玉ねぎを入れる。ふたをしてときどき混ぜながら、3～4分蒸し炒めにする。

2. **A**を加えて火を強め、煮立ったら弱火にしてふたをし、7～10分煮る。

3. ミキサーで攪拌して鍋に戻し、**B**を加えて混ぜる。塩、こしょうで味をととのえ、冷蔵室で冷やす（濃い場合は牛乳適量〈分量外〉で調整する）。

トッピング：刻みパセリ

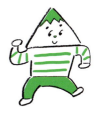

Vegetable Soup

> ビタミンC　たんぱく質　カプサイシン　ビタミンB群

じゃがいもと
ひき肉の塩スープ

ひき肉の**ビタミンB群**もじゃがいもの**ビタミンC**も
水に溶ける性質なので、スープでいただくのが正解！
赤唐辛子のカプサイシン効果で体もぽかぽかと温まります。

材料（2人分）

A
- じゃがいものせん切り … 1と½個分
- 豚ひき肉 … 50g
- 長ねぎ … 10cm分
- にんにくのみじん切り … 1片分
- 赤唐辛子 … ½〜1本

B
- 水 … 1と¾カップ
- 鶏ガラスープの素 … 大さじ½
- 酒 … 大さじ1

塩・こしょう … 各少々
ごま油 … 大さじ½

作り方

1　じゃがいもはサッと水にさらして水けをきる。長ねぎは斜め薄切りにする。赤唐辛子は種を除く。

2　鍋にごま油を中火で熱し、Aを2〜3分炒める。Bを加え、煮立ったら弱火にしてふたをし、3〜5分煮る。塩、こしょうで味をととのえる。

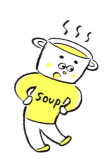

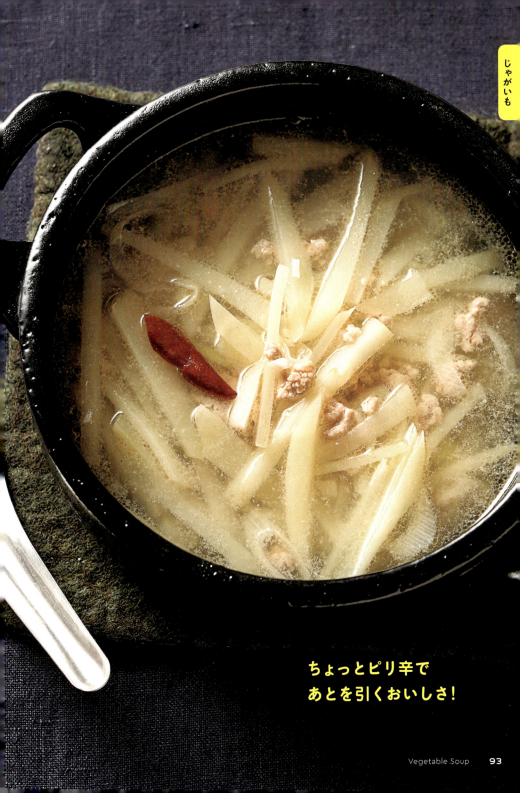

じゃがいも

ちょっとピリ辛で
あとを引くおいしさ！

さつまいも
Sweet Potato

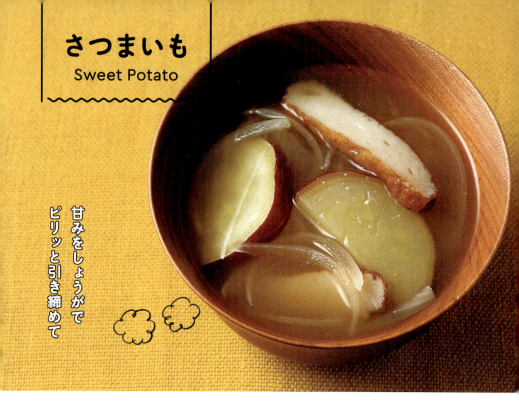

甘みをしょうがで
ピリッと引き締めて

ビタミンC　カルシウム　食物繊維

さつまいものしょうがみそ汁

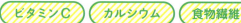

さつまいもは**ビタミンCやカルシウムなど、糖質以外の栄養素も豊富**。皮にも栄養があるのでむかずに使って。

材料（2人分）

さつまいも … ⅓本
さつま揚げ … 1枚
玉ねぎの薄切り … ⅓個分
A［ だし汁 … 1と¾カップ
　　酒 … 大さじ1
　　しょうがのすりおろし … 小さじ½ ］
みそ … 大さじ1

作り方

1　さつまいもは皮ごと1cm厚さの輪切りか半月切りにし、サッと水にさらして水けをきる。さつま揚げは8mm幅に切る。

2　鍋にA、1、玉ねぎを入れて中火にかける。煮立ったら弱火にしてふたをし、5〜7分煮る。みそを溶き入れる。

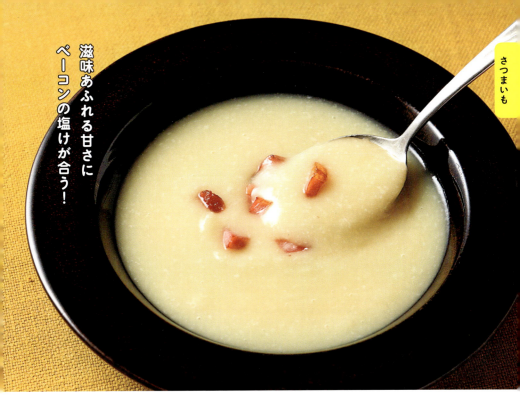

滋味あふれる甘さにベーコンの塩けが合う！

さつまいも

食物繊維 **ビタミンC** **ビタミンB群**

さつまいもの甘酒ポタージュ風

食物繊維とビタミンCが豊富なさつまいもを、甘めのポタージュに。甘酒で必須アミノ酸やビタミンB群もとれます。

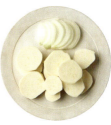

材料（2人分）

- さつまいも … 小1本
- 玉ねぎの薄切り … 1/4個分
- バター … 5g
- A [水 … 1カップ
    固形コンソメ … 1/2個]
- 甘酒（または牛乳）… 1/2カップ
- 塩 … 少々

作り方

1. さつまいもは皮をむいて8mm厚さの輪切りにし、サッと水にさらして水けを切る。
2. 鍋にバターを弱火で溶かし、1、玉ねぎを入れる。ふたをしてときどき混ぜながら、2〜3分蒸し炒めにする。
3. Aを加えて火を強め、煮立ったらふたして弱火で5〜7分煮る。ミキサーで攪拌して鍋に戻し、甘酒を加えて弱火で温める。塩で味をととのえる（濃い場合は水適量〈分量外〉で調節する）。

トッピング：塩味焼きベーコン

大根
Japanese Radish

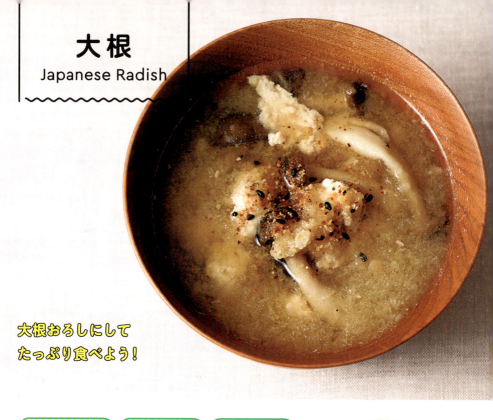

大根おろしにして
たっぷり食べよう！

ジアスターゼ　ビタミンC　たんぱく質

大根ときのこのみぞれ汁

消化を助ける酵素、ジアスターゼは大根特有の成分。熱に弱く、時間がたつとビタミンCが減ってしまうので、直前におろして。

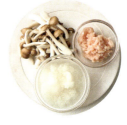

材料（2人分）

- 大根おろし … 5cm分
- しめじ（またはしいたけ）… 60g
- 鶏ひき肉 … 50g
- A ┌ だし汁 … 1と¾カップ
    └ しょうがのすりおろし … 小さじ½
- みそ … 大さじ1

作り方

1. しめじは石づきを除いてほぐす。
2. 鍋にAを入れて煮立て、ひき肉、1を加えて2〜3分煮る。
3. みそを溶き入れて器に盛り、大根おろしを汁ごと加える。

トッピング：七味唐辛子

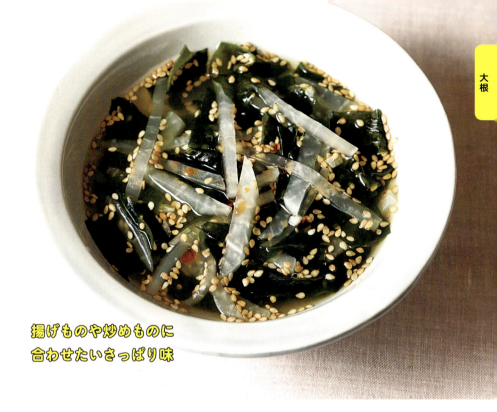

揚げものや炒めものに
合わせたいさっぱり味

(ビタミンC) (ビタミンE) (カルシウム)

大根とわかめのごまスープ

ミネラルやビタミンCのほか、たっぷりのごまで**ビタミンEやセサミンを摂取**。シンプルなのに栄養がぎっしり!

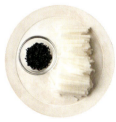

材料(2人分)

大根のせん切り … 5cm分
乾燥わかめ … 4g
A [水 … 2カップ
　　鶏ガラスープの素 … 大さじ½
　　にんにくのみじん切り … 1片分]
B [ラー油・こしょう … 各少々
　　しょうゆ … 小さじ1]
白いりごま … 大さじ1と½

作り方

鍋に大根、Aを入れて火にかけ、煮立ったらわかめ、B、白いりごまを順に加えて1〜2分煮る。

かぶ
Turnip

葉っぱの栄養も逃さず、バランスの整ったスープ

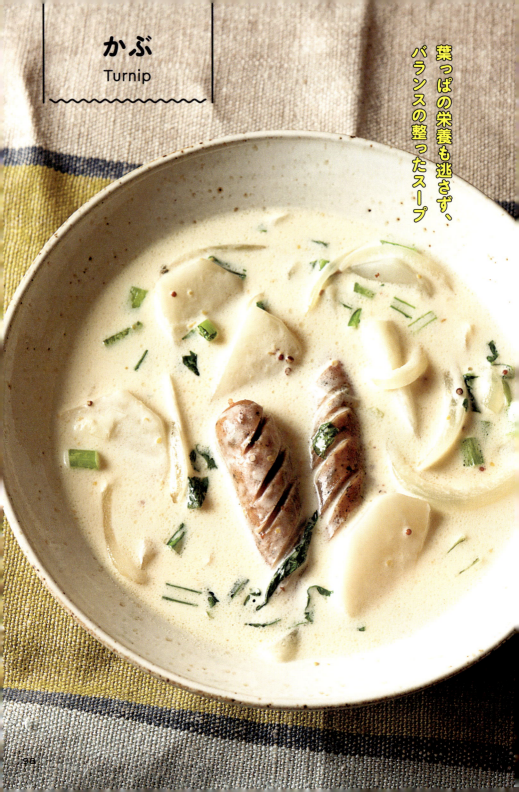

（ビタミンC）（たんぱく質）（カルシウム）

かぶのマスタードクリームスープ

大根と似た栄養素をもつかぶ。**葉はβ-カロテンやカルシウム、ビタミンCが豊富**です。ソーセージのたんぱく質や牛乳のカルシウムで、栄養バランスのいい一品に。

材料（2人分）

- かぶ … 2個
- 玉ねぎの薄切り … ⅓個分
- 粗びきソーセージ … 4本
- バター … 5g
- A
  - 水 … 1カップ
  - 固形コンソメ … 1個
- B
  - 粒マスタード … 小さじ2
  - 生クリーム・牛乳 … 各⅓カップ
- 塩 … 少々

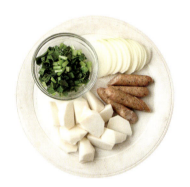

作り方

1. かぶの根は1cm厚さのくし形切りにし、葉は粗く刻む（⅓カップ分）。ソーセージは斜めに切り込みを入れる。
2. 鍋にバターを弱火で溶かし、かぶの根、玉ねぎ、ソーセージを入れる。ふたをしてときどき混ぜながら、2〜3分蒸し炒めにする。Aを加えて中火にし、煮立ったら弱火にしてふたをし、5〜6分煮る。
3. かぶの葉を加えてサッと火を通し、Bを加えて温める。塩で味をととのえる。

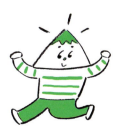

Vegetable Soup

(ビタミンC) (カリウム) (β-カロテン)

焼きかぶの和風スープ

大根よりも早く火が通るので、時間がないときもおすすめ。
β-カロテンが豊富なかぶの葉はたっぷり入れて。

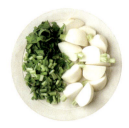

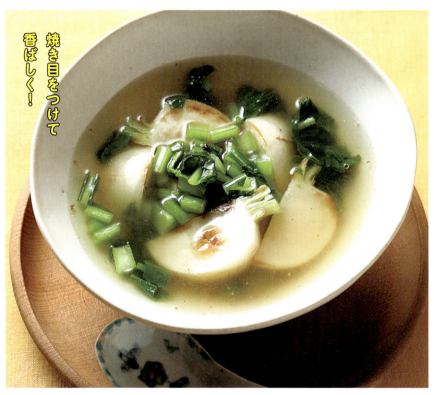

焼き目をつけて香ばしく！

材料（2人分）

かぶ … 2個
A ┌ だし汁 … 1と¾カップ
　├ 酒 … 大さじ1
　└ みりん … 大さじ½
ゆずこしょう … 好みで少々
ごま油 … 大さじ½

作り方

1. かぶの根は6〜8等分のくし形切りにし、葉は1cm幅に刻む（½カップ分）。

2. 鍋にごま油を熱し、かぶの根を炒める。焼き色がついたら**A**を加え、煮立ったらふたをして3〜5分煮る。

3. かぶの葉を加えて火を止める。器に盛り、好みでゆずこしょうを添える。

野菜のスープ

PART2
豆・きのこ他

意識しないととりにくいきのこや豆類も、スープにすればラクチン！ 抗酸化成分が豊富なスプラウトなど、注目の健康野菜のスープレシピもたっぷり紹介します。

豆
Beans

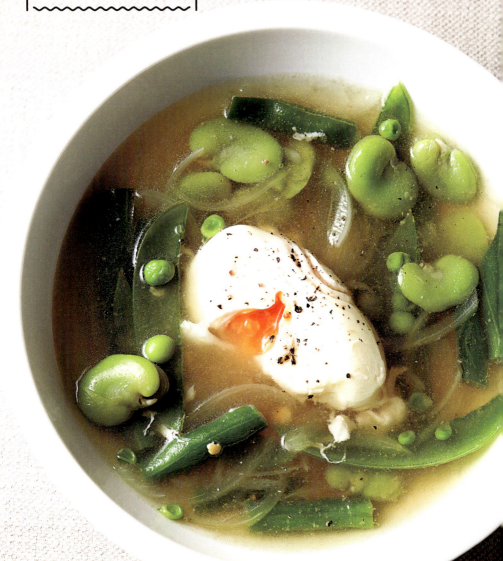

トロ～リ卵と豆の
栄養たっぷりスープ

（たんぱく質）（ビタミンB₁）（β-カロテン）

緑の豆スープ

豆の種類を増やすと、さまざまな栄養がとれて効率的。
とくにそら豆はビタミンB₁、さやいんげんはβ-カロテンが豊富。
落とし卵を入れると、たんぱく質やビタミンも摂取できます。

材料（2人分）

- スナップエンドウ … 6本
- さやいんげん … 6本
- そら豆 … 10粒
- 玉ねぎの薄切り … 1/3個分
- 卵 … 2個
- A
  - 水 … 2と1/3カップ
  - 白ワイン … 大さじ1
  - 固形コンソメ … 1個
- 塩・粗びき黒こしょう … 各少々
- オリーブ油 … 大さじ1/2

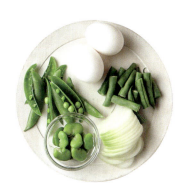

作り方

1. スナップエンドウは筋を除き、半分に裂く。さやいんげんは5cm長さに切る。そら豆は皮をむく。卵は1個ずつ、小さな器に割り入れる。

2. 鍋にオリーブ油を熱し、玉ねぎを入れる。ふたをしてときどき混ぜながら、2〜3分蒸し炒めにする。Aを加え、煮立ったら1の野菜を加える。

3. 再び煮立ったら鍋の両端に卵を静かに加え、固まるまで触らず2〜3分火を通す。アクを除いて器に盛り、塩、粗びき黒こしょうをふる。

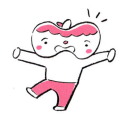

β-カロテン　たんぱく質　ビタミンE　食物繊維

いんげん豆の
バジルクリームスープ

白いんげん豆は食物繊維が多く、**ひと品で成人1日の必要量の約半量**とれます。**抗酸化成分**のビタミンEが、アーモンドミルクで手軽にとれるのもうれしいメリット。

材料（2人分）

水煮白いんげん豆 … 150g
さやいんげん … 6本
バジルの葉 … 4枚
玉ねぎの薄切り … 1/3個分
A ┌ 水 … 3/4カップ
　├ 固形コンソメ … 1個
　└ 白ワイン … 大さじ1
B ┌ アーモンドミルク（または牛乳）
　└ 　　… 1カップ
塩・こしょう … 各少々
オリーブ油 … 大さじ1/2

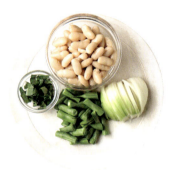

作り方

1. さやいんげんは2cm長さに切り、バジルの葉は粗く刻む。
2. 鍋にオリーブ油を熱し、玉ねぎ、さやいんげんを2～3分炒める。
3. A、白いんげん豆を加え、煮立ったらBを加えて弱火で温める。塩、こしょうで味をととのえ、バジルの葉を加えて混ぜる。

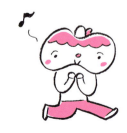

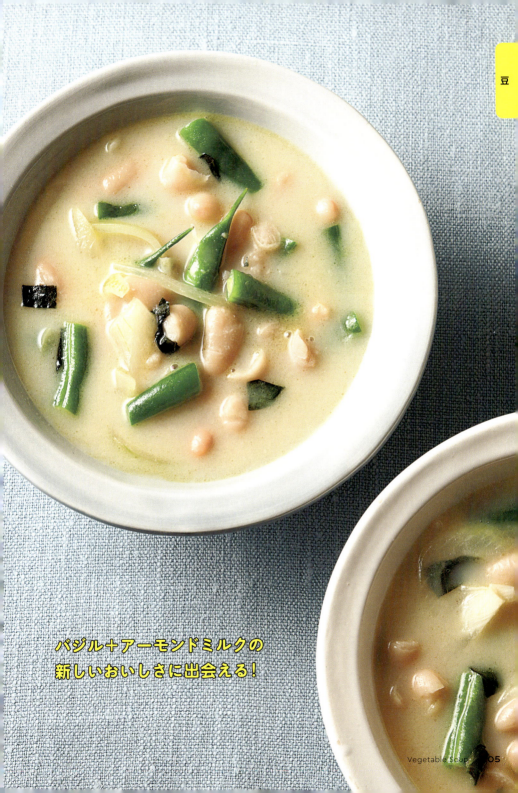

豆

バジル＋アーモンドミルクの
新しいおいしさに出会える！

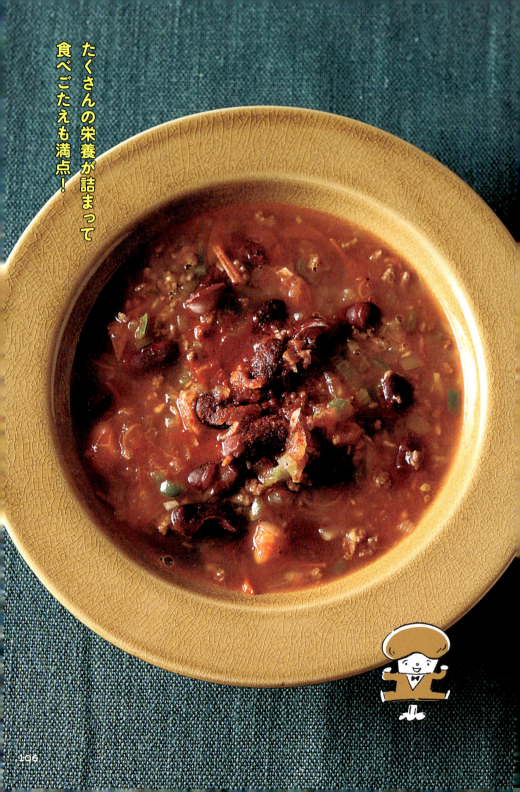

たくさんの栄養が詰まって食べごたえも満点!

[植物ステロール] [たんぱく質] [ビタミンC] [リコピン]

豆とひき肉の
チリトマトスープ

おかずのかわりになるほど、栄養がギュッと詰まったスープ。
キドニービーンズには植物ステロールという成分が含まれ、
小腸でのコレステロールの吸収を抑える働きがあります。

材料（2人分）

水煮キドニービーンズ … 100g
合いびき肉 … 100g
トマト … 1と½個

A
- 玉ねぎのみじん切り … ⅓個分
- ピーマンのみじん切り … 1個分
- にんにくのみじん切り … 1片分
- 赤唐辛子（種を除く）… 1本
- オリーブ油 … 大さじ1

B
- 水 … ¾カップ
- 白ワイン … 大さじ1と½
- 固形コンソメ … 1個

塩・こしょう … 各少々

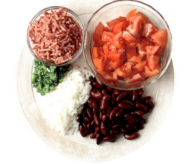

作り方

1 トマトはざく切りにする。

2 鍋にひき肉を入れて中火にかけ、2～3分炒める。脂が出てきたらペーパータオルで拭き取り、Aを加えて弱めの中火で2～3分炒める。

3 B、1、キドニービーンズを加えて中火にし、5分煮る。塩、こしょうで味をととのえる。

トッピング：チリパウダーまたは一味唐辛子

（たんぱく質）（食物繊維）（カルシウム）
グリーンポタージュ

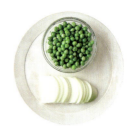

たんぱく質やビタミンB群が豊富なグリーンピース。
ヨーグルトを加えると**カルシウムや乳酸菌**まで摂取できます。

材料（2人分）

- グリーンピース … ⅔カップ
- 玉ねぎの薄切り … ¼個分
- バター … 8g
- A
  - 水 … 1カップ
  - 固形コンソメ … ½個
- B
  - プレーンヨーグルト … ½カップ
  - 牛乳 … ⅓カップ
- 塩 … 少々

作り方

1. 鍋にバターを弱火で溶かし、玉ねぎを入れる。ふたをしてときどき混ぜながら、2〜3分蒸し炒めにする。グリーンピースを加えて1〜2分炒める。
2. Aを加えて火を強め、煮立ったら弱火にしてふたをし、3〜5分煮る。ミキサーで撹拌して鍋に戻し、Bを加えて弱火で温める。塩で味をととのえる（濃い場合は牛乳適量〈分量外〉で調整する）。

トッピング：オリーブ油

（食物繊維）（カリウム）（たんぱく質）
ひよこ豆のカレー風味スープ

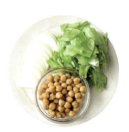

ひよこ豆とレタスから**食物繊維がたっぷりとれる**スープ。
レタスは時間がたつと変色するので火を止める直前に入れて。

材料（2人分）

- 水煮ひよこ豆 … 100g
- レタス … 2枚
- 玉ねぎの薄切り … ⅓個分
- にんにくの薄切り … 1片分
- A
  - 水 … 1と¾カップ
  - 固形コンソメ … 1個
  - カレー粉 … 小さじ½
- ウスターソース … 小さじ⅓
- オリーブ油 … 小さじ1

作り方

1. レタスはざく切りにする。
2. 鍋にオリーブ油を中火で熱し、玉ねぎ、にんにく、ひよこ豆を2〜3分炒める。
3. Aを加え、煮立ったら弱火にしてふたをし、5分煮る。1を加えてひと煮立ちさせ、ウスターソースで調味する。

豆

ヨーグルトを加えて
さっぱりした味わい

ソースのコクと
カレー風味がマッチ

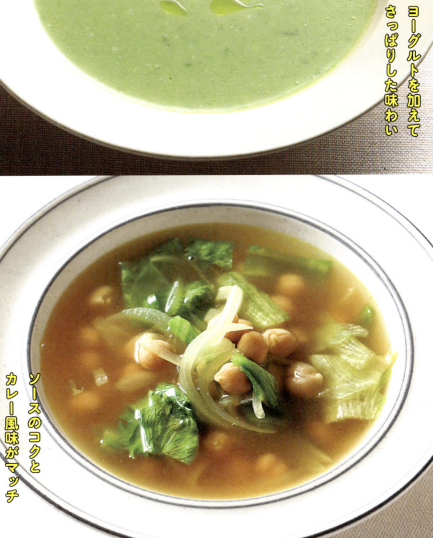

（食物繊維）（たんぱく質）（カルシウム）
とろろ昆布と大豆のご汁風

食物繊維やたんぱく質が豊富な蒸し大豆は、いま注目の食材。ととろ昆布には**ミネラル**も含まれています。

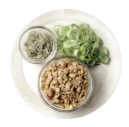

材料（2人分）

- 蒸し大豆 … 100g
- とろろ昆布 … 適量
- 長ねぎの小口切り … 6cm分
- だし汁 … 1と½カップ
- みそ … 大さじ1

作り方

1 蒸し大豆は半分ほど粗く刻む。

2 鍋にだし汁、1を入れて中火にかけ、煮立ったら弱火にしてふたをし、4〜5分煮る。

3 長ねぎを加えてひと煮立ちさせ、みそを溶き入れる。器に盛り、とろろ昆布をのせる。

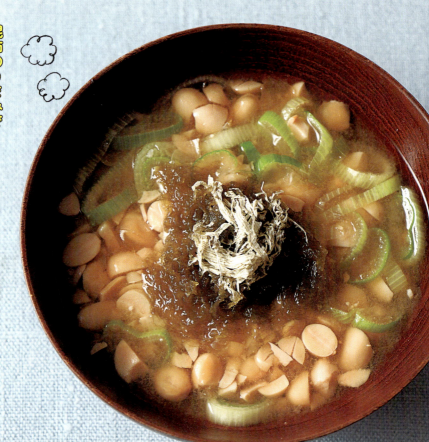

昆布のうまみでじんわりおいしさアップ

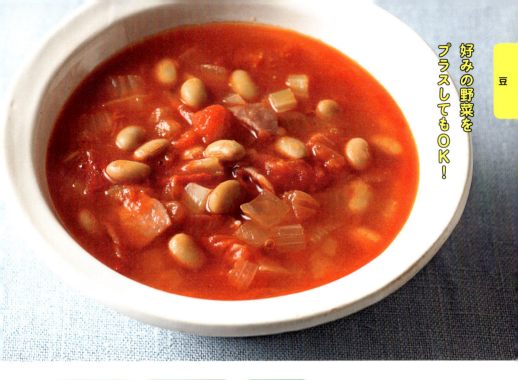

好みの野菜をプラスしてもOK！

豆

(たんぱく質) (大豆サポニン) (リコピン)

ミネストローネ

ミネストローネに大豆を加えてパワーアップ。大豆サポニンは**強い抗酸化力**があるといわれ、**肥満対策にもおすすめ**です。

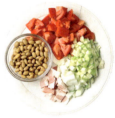

材料（2人分）

- 蒸し大豆 … 80g
- 玉ねぎ … ⅓個
- セロリ … ⅓本
- トマト … 1と½個
- ベーコン … 1と½枚
- A [水 … ¾カップ
    固形コンソメ … 1個
    砂糖 … 小さじ1]
- 塩・こしょう … 各少々
- オリーブ油 … 大さじ1

作り方

1. 玉ねぎ、セロリ、トマトは1cm角、ベーコンは1cm四方の薄切りにする。
2. 鍋にオリーブ油を中火で熱し、玉ねぎ、セロリ、ベーコンを2～3分炒める。トマト、蒸し大豆、Aを加え、煮立ったら弱火にしてふたをし、8～10分煮る。塩、こしょうで味をととのえる。

Vegetable Soup

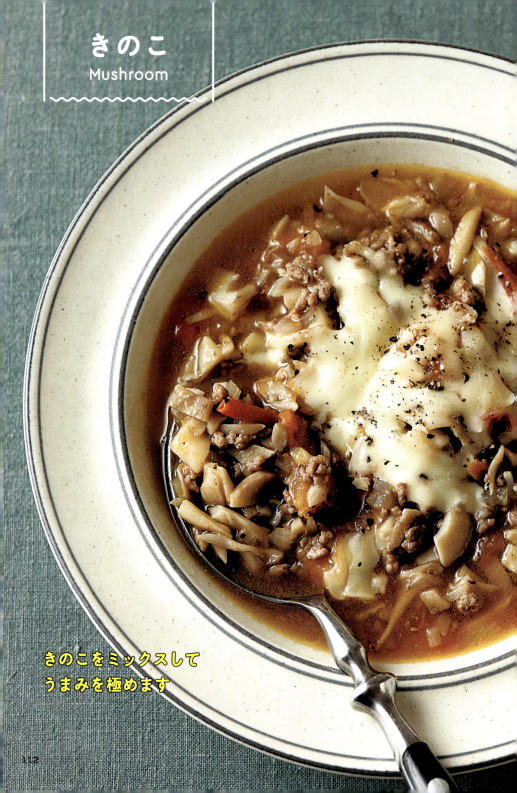

きのこ
Mushroom

きのこをミックスして
うまみを極めます

(ビタミンB₂)(たんぱく質)(リコピン)(カルシウム)

刻みきのこと
ひき肉のトマトスープ

マッシュルームは**たんぱく質**、まいたけは**ビタミンB₂**が豊富。
抗酸化力のあるトマトの**リコピン**は熱に強く、
オリーブ油で調理すると効果的に吸収できます。

材料（2人分）

マッシュルームの粗みじん切り … 4個分
まいたけの粗みじん切り … 80g
合いびき肉 … 100g
トマト … 1と½個
A［ オリーブ油 … 大さじ½
　　玉ねぎのみじん切り … ⅓個分
　　にんにくのみじん切り … 1片分 ］
B［ 水 … ¾カップ
　　固形コンソメ … 1個 ］
塩・粗びき黒こしょう … 各少々
ピザ用チーズ … 30g

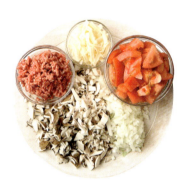

作り方

1　トマトはざく切りにする。

2　鍋にひき肉を入れて中火で炒め、脂が出てきたらペーパータオルで拭く。きのこ、Aを加え、2〜3分炒める。

3　1、Bを加え、煮立ったら弱火にしてふたをし、5〜8分煮る。塩、粗びき黒こしょうで味をととのえる。器に盛り、熱いうちにピザ用チーズをのせる。

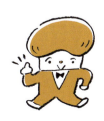

Vegetable Soup

食物繊維　たんぱく質　シャンピニオンエキス

マッシュルームの
クリームスープ

きのこのなかではたんぱく質が多いマッシュルーム。
腸内環境をととのえ、口臭や体臭の抑制に役立つシャンピニオンエキスも含まれています。クリームスープにすればカルシウム量もアップ！

材料（2人分）

A [マッシュルームの薄切り … 160g
　　玉ねぎの薄切り … 1/3個分
　　じゃがいもの薄切り … 1/3個分]
バター … 8g
B [水 … 3/4カップ
　　固形コンソメ … 1/2個]
C [牛乳・生クリーム … 各1/3カップ]
塩・こしょう … 各少々

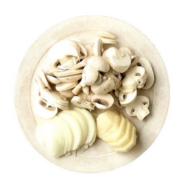

作り方

1　鍋にバターを弱火で溶かし、Aを入れる。ふたをしてときどき混ぜながら、3〜4分蒸し炒めにする。

2　Bを加えて火を強め、煮立ったら弱火にしてふたをし、8〜12分煮る。

3　ミキサーで撹拌し、鍋に戻してCを加える。弱火で温め、塩、こしょうで味をととのえる（濃い場合は牛乳適量〈分量外〉で調整する）。

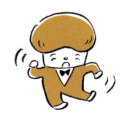

うまみを逃さず、
濃厚&クリーミーに仕立てます

きのこ

（ビタミンD）（食物繊維）（たんぱく質）

きのことハムの豆乳スープ

カルシウムの吸収を高めるビタミンDがとれるしいたけ。豆乳仕立てのスープは**骨粗しょう症対策にもぴったり**。

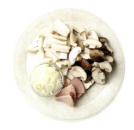

材料（2人分）

きのこ（しいたけ、エリンギ）… 150g
ハム … 2枚
長ねぎの小口切り … 1/3本分
A［ だし汁 … 1カップ
　　酒 … 大さじ1/2
　　しょうがのすりおろし … 小さじ1/2 ］
B［ 無調整豆乳 … 3/4カップ
　　みそ … 大さじ1
　　しょうゆ … 小さじ1/2 ］
ごま油 … 大さじ1/2

作り方

1. しいたけは石づきを除き、薄切りにする。エリンギは長さを半分に切り、3mm幅に切る。ハムは放射状に8等分する。
2. 鍋にごま油を中火で熱し、1、長ねぎを炒める。全体に油がまわったらAを加え、煮立ったら弱火にしてふたをし、2～3分煮る。Bを加えて温める。

豆乳とみそ、しょうがのコクにやみつき

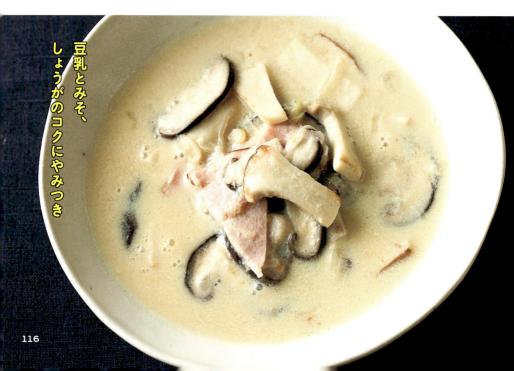

(スコルジン) (たんぱく質) (食物繊維)

シーフードときのこの ガーリックスープ

手軽なたんぱく質源のシーフードミックスにきのこをプラス。にんにくに含まれるスコルジンは中性脂肪を下げる働きも。

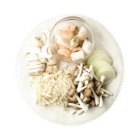

きのこ

材料（2人分）

きのこ（しめじ、えのきだけ、マッシュルーム）… 150g

A
- シーフードミックス … 100g
- 玉ねぎの薄切り … $\frac{1}{3}$ 個分
- にんにくのみじん切り … 1片分

B
- 水 … 1と$\frac{1}{2}$カップ
- 白ワイン … 大さじ2
- 固形コンソメ … 1個

塩・こしょう … 各少々
オリーブ油 … 大さじ1

作り方

1. しめじは石づきを除いてほぐし、えのきだけは3cm長さに切る。マッシュルームは薄切りにする。
2. 鍋にオリーブ油を中火で熱し、1、Aを炒める。全体に油がまわったらBを加える。
3. 煮立ったら弱火にしてふたをし、2〜3分煮る。塩、こしょうで味をととのえる。

トッピング：刻みパセリ

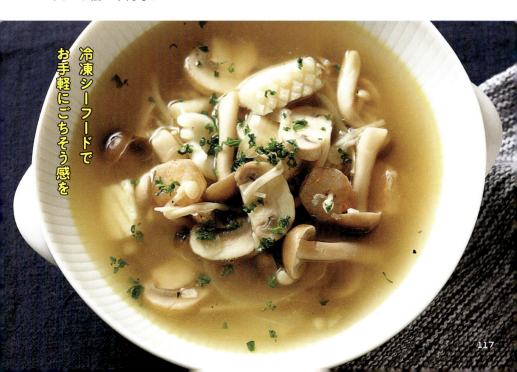

冷凍シーフードでお手軽にごちそう感を

アボカド
Avocado

ちょっとくずして
トロッと仕上げて

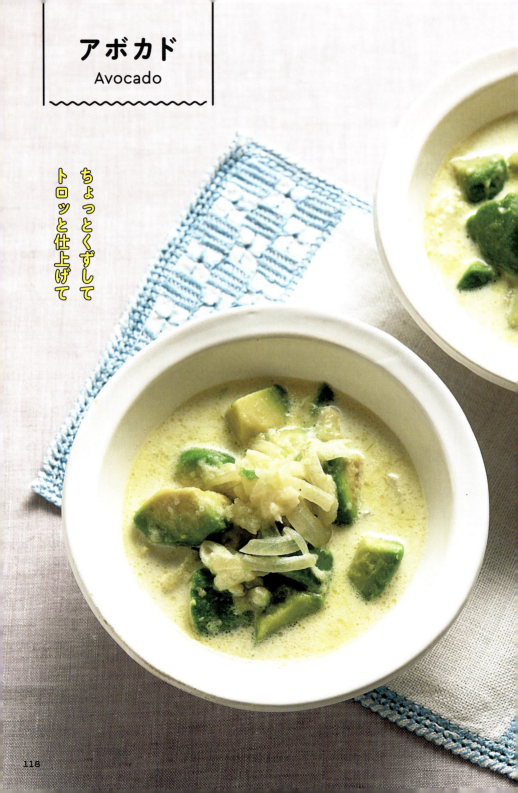

(ビタミンE) (ビタミンC) (カルシウム) (不飽和脂肪酸)

アボカドとじゃがいもの クリームスープ

免疫力を高めるビタミンEやC、バランスよくとりたい不飽和脂肪酸など、美容と健康にうれしい栄養が詰まったアボカド。**不調が気になるときにおすすめのスープ**です。

材料（2人分）

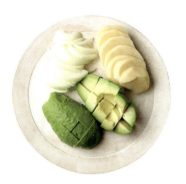

アボカド … 1個
じゃがいも … 1個
玉ねぎの薄切り … ¼個分
バター … 5g
A ┌ 水 … ¾カップ
  └ 固形コンソメ … 1個
B ┌ 生クリーム … ½カップ
  └ 牛乳 … ⅓カップ
塩・こしょう … 各少々

作り方

1. アボカドは種と皮を除き、2cm角に切る。じゃがいもは5mm厚さの薄切りにする。

2. 鍋にバターを弱火で溶かし、玉ねぎ、じゃがいもを入れる。ふたをしてときどき混ぜながら3〜4分蒸し炒めにし、Aを加えて火を強める。煮立ったら弱火にしてふたをし、5〜8分煮る。

3. アボカドを加えて2〜3分煮たら、木べらで全体を軽くつぶす。Bを加えて温め、塩、こしょうで味をととのえる。

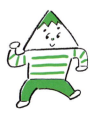

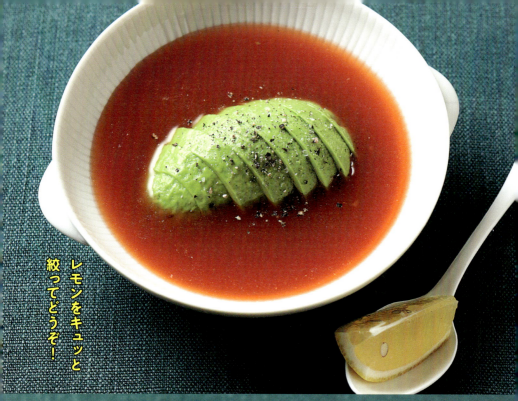

レモンをキュッと絞ってどうぞ!

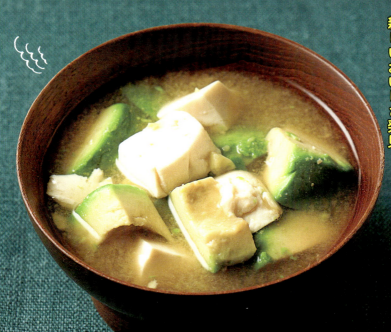

アボカドを和テイストに。
新しいおいしさ発見!

アボカドトマトスープ

(ビタミンC) (ビタミンE) (リコピン)

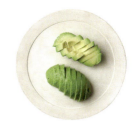

ビタミンCとEの相乗効果で**抗酸化力が期待アップ**。食べるときにレモン汁を絞って、ビタミンCを加えて。

材料（2人分）

アボカド … 1個

A ┌ 水・無塩トマトジュース … 各1カップ
　├ にんにくのすりおろし … 小さじ¼
　├ はちみつ … 小さじ1
　└ 固形コンソメ … 1個

塩・粗びき黒こしょう … 各適量

作り方

1. アボカドは種と皮を除き、1cm厚さに切って塩少々をふる。
2. 鍋にAを入れて火にかけ、煮立ったら塩で味をととのえる。器に盛り、1をのせて塩少々、粗びき黒こしょうを多めにふる。

トッピング：くし形に切ったレモン

アボカドとおぼろ豆腐のみそ汁

(ビタミンE) (たんぱく質) (脂質)

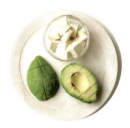

豆腐のみそ汁にアボカドを加えて、良質な脂肪やビタミン類をプラス。食べごたえがあり、**ダイエットにもおすすめ**。

材料（2人分）

アボカド … 1個
おぼろ豆腐 … 100g
だし汁 … 1と½カップ
みそ … 大さじ1

作り方

1. アボカドは種と皮を除き、1.5cm角に切る。
2. 鍋にだし汁を入れて火にかけ、煮立ったら、1、軽くくずしたおぼろ豆腐を加える。ひと煮立ちさせ、みそを溶き入れる。

Vegetable Soup

スプラウト
Sprout

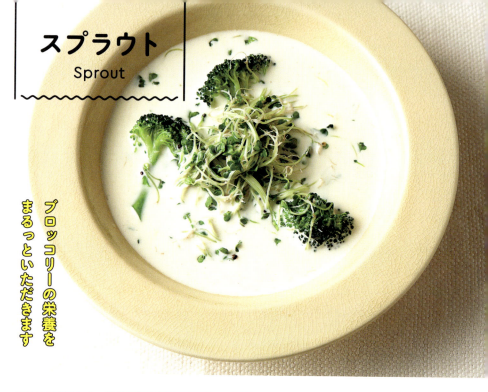

ブロッコリーの栄養をまるっといただきます

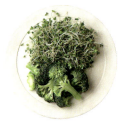

(β-カロテン)　(スルフォラファン)　(カルシウム)

ブロッコリーとスプラウトのミルクスープ

がん抑制効果で話題のスルフォラファンがとれるスープ。熱に弱いので、火を止める直前に入れるのがポイント！

材料（2人分）

- ブロッコリースプラウト … ½パック（40g）
- ブロッコリー … ¼個
- A
  - 水 … 1カップ
  - 固形コンソメ … 1個
- B
  - 生クリーム … ½カップ
  - 牛乳 … ⅓カップ
- 塩・こしょう … 各少々

作り方

1. ブロッコリーは小房に分け、茎の部分は薄切りにする。ブロッコリースプラウトは根元を落とす。
2. 鍋にAを入れて中火にかけ、煮立ったらブロッコリーを加えて1〜2分煮る。
3. Bを加えて弱火で温める。塩、こしょうで味をととのえ、ブロッコリースプラウトを加える。

インスタント感覚なのに驚きの栄養価!

（スルフォラファン）（アリシン）（フコイダン）

海藻とスプラウトの
サッと煮スープ

がん予防に効果があるとされる、にんにくやスプラウトをたっぷりと。
手軽な海藻ミックスで**食物繊維やミネラル類**もとれます。

材料（2人分）

好みのスプラウト … ½パック（40g）
乾燥海藻ミックス … 4g
にんにくの薄切り … 1片分
A ┃ 水 … 1と¾カップ
  ┃ 鶏ガラスープの素 … 大さじ½
B ┃ しょうゆ・ごま油 … 各小さじ1
  ┃ 塩・こしょう … 各少々

作り方

1. スプラウトは根元を落とす。
2. 鍋にA、にんにくを入れて火にかけ、煮立ったら海藻ミックス、1を順に加えてひと煮立ちさせる。Bを加えて調味する。

Vegetable Soup

素材別インデックス

この本のスープで使うおもな素材をピックアップ。
作りたいものを探すのにご活用ください。

〈肉・肉加工品〉

●鶏肉
チンゲン菜とささみのエスニックスープ……38
ねぎ鶏ともち麦のしょうがスープ……56

●豚肉
ほうれん草と豚肉のポン酢スープ……28
ごぼうとしめじの豚汁……86

●ひき肉
じゃがいもとひき肉の塩スープ……92
大根ときのこのみぞれ汁……96
豆とひき肉のチリトマトスープ……106
刻みきのことひき肉のトマトスープ……112

●ソーセージ
白野菜のやわらか煮スープ……40
とろけるチーズトマトスープ……62
かぶのマスタードクリームスープ……98

●ハム
きのことハムの豆乳スープ……116

●ベーコン
キャベツとベーコンのクリームスープ……22
カリフラワーのカレー風味スープ……46
丸ごと玉ねぎとベーコンのスープ……78
ミネストローネ……111

〈魚介〉
キャベツとあさりのガーリックスープ……24
かきと小松菜のチャウダー……32
鮭と白菜のかす汁……42
セロリとえびのナンプラースープ……54
シーフードときのこのガーリックスープ……117

〈野菜〉

●アスパラガス
アスパラの中華風スープ……44
アスパラとそら豆のクリームスープ……45

●アボカド
ブロッコリーとアボカドのグリーンスープ……16
アボカドとじゃがいものクリームスープ……118
アボカドトマトスープ……120
アボカドとおぼろ豆腐のみそ汁……120

●枝豆
コーンと枝豆の冷製スープ……68

●オクラ
和風ねばねばスープ……50
トマトとなす、オクラのみそ汁……64

●貝割れ菜
モロヘイヤとくずし豆腐のスープ……52

●かぶ
白野菜のやわらか煮スープ……40
かぶのマスタードクリームスープ……98
焼きかぶの和風スープ……100

●かぼちゃ
かぼちゃのポタージュ……72
かぼちゃとアーモンドのスープ……74

●カリフラワー
カリフラワーのカレー風味スープ……46
カリフラワーと大豆のクリームスープ……48

●キャベツ
キャベツと油揚げのしょうがスープ……20
キャベツとベーコンのクリームスープ……22
キャベツとあさりのガーリックスープ……24
かぼちゃとアーモンドのスープ……74

- きゅうり
  - セロリときゅうりの冷や汁風……………54
- グリーンピース
  - グリーンポタージュ………………………108
- ごぼう
  - ごぼうとしめじの豚汁……………………86
  - ごぼうとくるみの和風ポタージュ………94
- 小松菜
  - 小松菜と桜えびの中華風豆乳スープ……30
  - かきと小松菜のチャウダー………………32
- さつまいも
  - さつまいものしょうがみそ汁……………94
  - さつまいもの甘酒ポタージュ風…………95
- さやいんげん
  - 緑の豆スープ……………………………102
  - いんげん豆のバジルクリームスープ…104
- じゃがいも
  - ほうれん草のポタージュ…………………26
  - にんじんのポタージュ……………………85
  - ビシソワーズ………………………………90
  - じゃがいもとひき肉の塩スープ…………92
  - マッシュルームのクリームスープ……114
  - アボカドとじゃがいものクリームスープ……118
- 春菊
  - 春菊とキムチのスープ……………………34
  - 春菊とまいたけのごまみそ汁……………36
- ズッキーニ
  - ラタトゥイユ風スープ……………………77
- スナップエンドウ
  - 緑の豆スープ……………………………102

- スプラウト
  - ブロッコリーとスプラウトのミルクスープ……122
  - 海藻とスプラウトのサッと煮スープ………123
- セロリ
  - セロリとえびのナンプラースープ………54
  - セロリときゅうりの冷や汁風……………54
  - とろけるチーズトマトスープ……………62
  - ミネストローネ…………………………111
- そら豆
  - アスパラとそら豆のクリームスープ……45
  - 緑の豆スープ……………………………102
- 大根
  - 大根ときのこのみぞれ汁…………………96
  - 大根とわかめのごまスープ………………97
- 玉ねぎ
  - ブロッコリーとアボカドのグリーンスープ……16
  - キャベツとベーコンのクリームスープ……22
  - キャベツとあさりのガーリックスープ……24
  - ほうれん草のポタージュ…………………26
  - かきと小松菜のチャウダー………………32
  - アスパラとそら豆のクリームスープ……45
  - カリフラワーのカレー風味スープ………46
  - カリフラワーと大豆のクリームスープ……48
  - セロリとえびのナンプラースープ………54
  - コーンと枝豆の冷製スープ………………68
  - コーンポタージュ…………………………70
  - かぼちゃのポタージュ……………………72
  - かぼちゃとアーモンドのスープ…………74
  - ガスパチョ…………………………………76
  - ラタトゥイユ風スープ……………………77
  - 丸ごと玉ねぎとベーコンのスープ………78
  - オニオングラタンスープ…………………80
  - にら玉みそ汁………………………………81

ピーラーにんじんのコンソメスープ……… 84
にんじんのポタージュ……………………… 85
ごぼうとくるみの和風ポタージュ………… 94
ビシソワーズ………………………………… 90
さつまいものしょうがみそ汁……………… 94
さつまいもの甘酒ポタージュ風…………… 95
かぶのマスタードクリームスープ………… 98
緑の豆スープ………………………………… 102
いんげん豆のバジルクリームスープ……… 104
豆とひき肉のチリトマトスープ…………… 106
グリーンポタージュ………………………… 108
ひよこ豆のカレー風味スープ……………… 108
ミネストローネ……………………………… 111
刻みきのことひき肉のトマトスープ……… 112
マッシュルームのクリームスープ………… 114
シーフードときのこのガーリックスープ… 117
アボカドとじゃがいものクリームスープ… 118

● チンゲン菜
チンゲン菜とささみのエスニックスープ… 38
チンゲン菜とミニトマトの卵スープ……… 39

● とうもろこし
コーンと枝豆の冷製スープ………………… 68
コーンポタージュ…………………………… 70
とうもろこしともずくの和風スープ……… 71

● トマト・ミニトマト
チンゲン菜とミニトマトの卵スープ……… 39
丸ごとトマトのコンソメスープ…………… 60
とろけるチーズトマトスープ……………… 62
トマトとなす、オクラのみそ汁…………… 64
さばとトマトの冷や汁……………………… 66
ガスパチョ…………………………………… 76
ラタトゥイユ風スープ……………………… 77
にんじんと大豆のトマトヨーグルトスープ… 82
豆とひき肉のチリトマトスープ…………… 106
ミネストローネ……………………………… 111
刻みきのことひき肉のトマトスープ……… 112

● 長ねぎ
キャベツと油揚げのしょうがスープ……… 20

ねぎ鶏ともち麦のしょうがスープ………… 56
ねぎのミルクスープ………………………… 58
ねぎと油揚げのごまみそ汁………………… 59
じゃがいもとひき肉の塩スープ…………… 92
とろろ昆布と大豆のご汁風………………… 110
きのことハムの豆乳スープ………………… 116

● なす
トマトとなす、オクラのみそ汁…………… 64

● にら
にら玉みそ汁………………………………… 81

● にんじん
アスパラの中華風スープ…………………… 44
にんじんと大豆のトマトヨーグルトスープ… 82
ピーラーにんじんのコンソメスープ……… 84
にんじんのポタージュ……………………… 85

● 白菜
白野菜のやわらか煮スープ………………… 40
鮭と白菜のかす汁…………………………… 42

● バジルの葉
いんげん豆のバジルクリームスープ……… 104

● パプリカ
ガスパチョ…………………………………… 76
ラタトゥイユ風スープ……………………… 77

● ピーマン
豆とひき肉のチリトマトスープ…………… 106

● ブロッコリー
ブロッコリーとアボカドのグリーンスープ… 16
くずしブロッコリーと豆の和風スープ…… 18
ブロッコリーとスプラウトのミルクスープ… 122

● ほうれん草
ほうれん草のポタージュ…………………… 26
ほうれん草と豚肉のポン酢スープ………… 28

● 豆
くずしブロッコリーと豆の和風スープ…… 18
いんげん豆のバジルクリームスープ……… 104
豆とひき肉のチリトマトスープ…………… 106

ひよこ豆のカレー風味スープ……………108

● みょうが
セロリときゅうりの冷や汁風……………54
さばとトマトの冷や汁……………………66

● モロヘイヤ
和風ねばねばスープ……………………50
モロヘイヤとくずし豆腐のスープ……52

● レタス
ひよこ豆のカレー風味スープ…………108

〈きのこ〉

春菊とまいたけのごまみそ汁……………36
ごぼうとしめじの豚汁……………………86
大根ときのこのみぞれ汁…………………96
刻みきのことひき肉のトマトスープ……112
マッシュルームのクリームスープ………114
きのことハムの豆乳スープ………………116
シーフードときのこのガーリックスープ……117

〈大豆・大豆加工品〉

● 厚揚げ
鮭と白菜のかす汁…………………………42

● 油揚げ
キャベツと油揚げのしょうがスープ…………20
ねぎと油揚げのごまみそ汁………………59

● 豆腐
モロヘイヤとくずし豆腐のスープ……52
アボカドとおぼろ豆腐のみそ汁………120

● 蒸し大豆
カリフラワーと大豆のクリームスープ……48
にんじんと大豆のトマトヨーグルトスープ……82
とろろ昆布と大豆のご汁風……………110
ミネストローネ……………………………111

〈卵〉

チンゲン菜とミニトマトの卵スープ……39
にら玉みそ汁………………………………81
緑の豆スープ……………………………102

〈チーズ〉

とろけるチーズトマトスープ……………62
オニオングラタンスープ…………………80
刻みきのことひき肉のトマトスープ……112

〈加工品・その他〉

● アーモンド
かぼちゃとアーモンドのスープ…………74

● 海藻ミックス（乾燥）
海藻とスプラウトのサッと煮スープ…………123

● くるみ
ごぼうとくるみの和風ポタージュ……………88

● 桜えび
小松菜と桜えびの中華風豆乳スープ……30

● さつま揚げ
さつまいものしょうがみそ汁……………94

● さば水煮缶
さばとトマトの冷や汁……………………66

● とろろ昆布
とろろ昆布と大豆のご汁風……………110

● 白菜キムチ
春菊とキムチのスープ……………………34

● もずく
とうもろこしともずくの和風スープ……………71

● もち麦
ねぎ鶏ともち麦のしょうがスープ……………56

● わかめ（乾燥）
大根とわかめのごまスープ………………97

Vegetable Soup INDEX

127

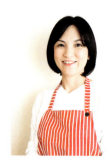

Profile

阪下千恵(さかしたちえ)

料理研究家・栄養士

長野県出身。外食大手企業などを経て独立。書籍、雑誌、企業のレシピの開発など幅広く手掛け、手軽でバランスのいいレシピを提案している。著書に『料理のきほんlesson』(小社刊)、『冷凍つくりおきラク早弁当』(主婦と生活社)など。

Staff

撮影　野口健志
デザイン　菅谷真理子・髙橋朱里(マルサンカク)
イラスト　村田エリー
調理アシスタント　吉野清美
構成・取材　坂本典子・佐藤由香(シェルト＊ゴ)
校閲　滝田 恵(シェルト＊ゴ)

本書の内容に関するお問い合わせは、書名、発行年月日、該当ページを明記の上、書面、FAX、お問い合わせフォームにて、当社編集部宛にお送りください。電話によるお問い合わせはお受けしておりません。また、本書の範囲を超えるご質問等にもお答えできませんので、あらかじめご了承ください。
　FAX：03-3831-0902
　お問い合わせフォーム：http://www.shin-sei.co.jp/np/contact-form3.html

落丁・乱丁のあった場合は、送料当社負担でお取替えいたします。当社営業部宛にお送りください。
本書の複写、複製を希望される場合は、そのつど事前に、出版者著作権管理機構(電話：03-3513-6969、FAX：03-3513-6979、e-mail：info@jcopy.or.jp)の許諾を得てください。
JCOPY ＜出版者著作権管理機構 委託出版物＞

栄養が溶け込んだ　おいしいスープ

2019年 1月 5日　初版発行
2019年 2月15日　第2刷発行

著　者　　阪下　千恵
発行者　　富永　靖弘
印刷所　　株式会社新藤慶昌堂

発行所　東京都台東区　株式　新星出版社
　　　　台東2丁目24　会社
　　　　〒110-0016　☎03(3831)0743

Ⓒ Chie Sakashita　　　　　　　　Printed in Japan

ISBN978-4-405-09369-0